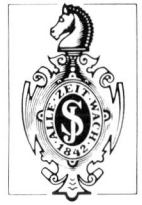

G.G. Belz   M. Stauch

Notfall
EKG-Fibel

Mit einem Beitrag von
F.W. Ahnefeld und K.H. Lindner

Fünfte, überarbeitete Auflage

Mit 88 Abbildungen

Springer-Verlag
Berlin Heidelberg NewYork
London Paris Tokyo Hong Kong
Barcelona Budapest

Professor Dr. Gustav Georg Belz
c/o Zentrum für Kardiovaskuläre Pharmakologie
Mathildenstraße 8, 55116 Mainz

Professor Dr. Martin Stauch
Ärztl. Direktor der Abteilung Sport- und Leistungsmedizin
Medizinische Universitätsklinik und Poliklinik
Steinhövelstraße 9, 89075 Ulm

Professor emer. Dr. Friedrich Wilhelm Ahnefeld
Klinikum der Universität Ulm,
Steinhövelstraße 9, 89075 Ulm

Priv. Doz. Dr. Karl Heinz Lindner
Oberarzt an der Universitätsklinik für Anästhesiologie
Prittwitzstraße 43, 89075 Ulm

ISBN 3-540-57997-4   5. Auflage
Springer-Verlag Berlin Heidelberg New York

ISBN 3-540-19185-2 4. Auflage Springer-Verlag Berlin Heidelberg New York

CIP-Einheitsaufnahme der Deutschen Bibliothek

Satz: RTS Wiesenbach

23/3130 – 5 4 3 2 1 0 – Gedruckt auf säurefreiem Papier

Geleitwort zur ersten Auflage

Weltweit wird über die erst seit einigen Jahren charakterisierten Probleme der Notfallmedizin diskutiert, um Empfehlungen für diagnostische und therapeutische Verfahren zu erarbeiten, die bei lebensbedrohlichen akuten Erkrankungen und Traumen, also bei allen Notfallpatienten innerhalb, vor allem außerhalb der Klinik eingesetzt werden können. Jeder Arzt kann jederzeit vor der Aufgabe stehen, Notfälle unterschiedlicher Ursache am Orte des Geschehens, auf dem Transport durch den Rettungsdienst oder innerhalb der Klinik versorgen zu müssen. Die Aufgabe besteht darin, die bereits vorhandenen, sich anbahnenden oder auch nur zu befürchtenden Störungen vitaler Funktionen durch einfache, gezielte Reanimationsmaßnahmen oder eine medikamentöse Therapie abzuwenden und das Leben so lange zu erhalten, bis eine von einem Fachspezialisten festgelegte kausale Therapie einsetzen kann. Alle Ärzte, besonders Notärzte im Rettungsdienst, benötigen heute ein notfallmedizinisches Basiswissen, das der genannten Aufgabenstellung gerecht wird. Die medizinischen Spezialdisziplinen sind aufgerufen, aus ihrem hochdifferenzierten Wissensbereich die für die Notfallmedizin benötigten Methoden der Diagnostik und Therapie abzugrenzen und unter Beschränkung auf das Wesentlichste darzustellen. Nur so kann es gelingen, das für den gesamten Bereich der Notfallmedizin notwendige Basiswissen zu erarbeiten und eine entscheidende Verbesserung in der Erstversorgung von Notfallpatienten zu erreichen. Aufgrund der durch die Zusammenarbeit zahlreicher medizinischer Spezialdisziplinen am Rettungszentrum Ulm gewonnenen Erfahrungen haben es die Autoren in dankenswerter Weise unternommen, die wichtigsten, aus kardiologischer Sicht notwendigen Grundlagen für die Notfallmedizin in dieser Notfall-EKG-Fibel zusammenzustellen. Absichtlich konnte und sollte keine „fachspezifische Perfektion" erreicht werden. Ich sehe in dieser einfachen, knappen und damit übersichtlichen Form die einzige Möglichkeit, das angestrebte Ziel der Darstellung und und Vermittlung eines Basiswissen zu erreichen. Aus diesem Grund wünsche ich diesem Buch eine weite Verbreitung.

Ulm, 1975   F. W. AHNEFELD

Inhaltsverzeichnis

EKG-Register

Mit dem EKG-Register wurde auf Wunsch von Nutzern ein bildhaftes Inhaltsverzeichnis geschaffen, um das Nachschlagen und schnelle Erkennen von EKG-Befunden zu erleichtern. Es wurden jeweils gleichlange Ausschnitte der Abbildungen ohne Maßstabsänderung dargestellt. Dadurch konnten die wichtigsten Erkennungsmerkmale eines EKG-Befundes erfaßt werden. Die Beschriftung wurde beibehalten, auch wenn diese durch den Ausschnitt manchmal ihre Funktion verlor. Mit dem schnellen Überfliegen der EKG-Ausschnitte und Diagnosen kann man sich abfragen, ob man an alle wichtigen Möglichkeiten gedacht hat.

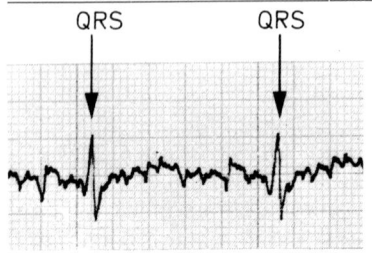

Störungen durch Muskel-
zittern
S. 6

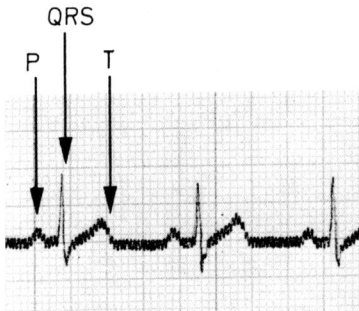

Störungen durch Wechsel-
strom
S. 8

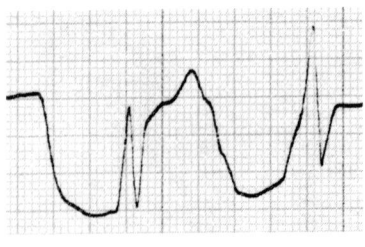

Störungen durch lockere
Elektroden
S. 10

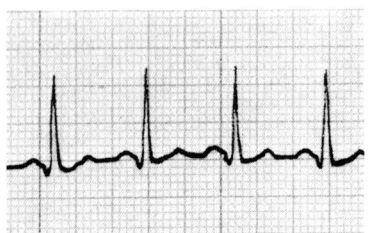

Sinustachykardie
S. 12

X

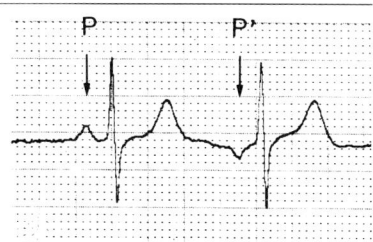

Vorhofextrasystolen
S. 14

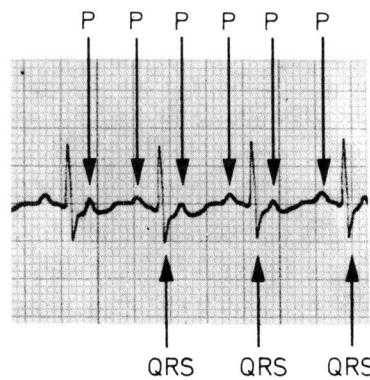

Vorhoftachykardie
S. 16

Vorhofflattern mit
schneller Kammeraktion
S. 18

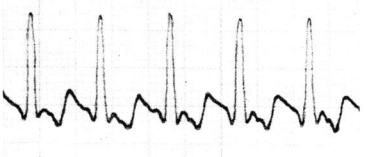

Vorhofflattern mit mittelschneller Kammeraktion
S. 20

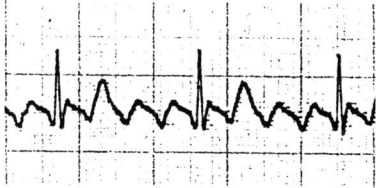

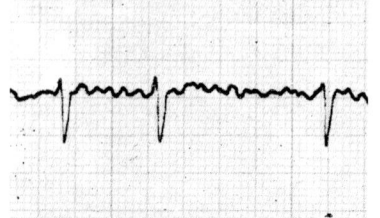

Vorhofflimmern und
absolute Arrhythmie
mit normaler Kammer-
frequenz
S. 22

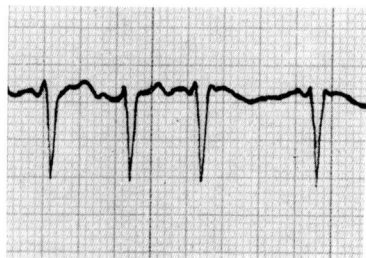

Vorhofflimmern und
absolute Arrhythmie mit
rascher Kammerfrequenz
S. 24

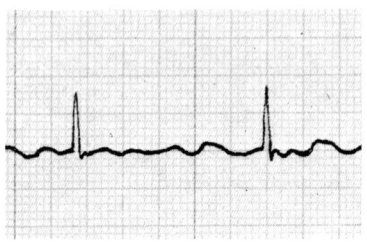

Vorhofflimmern und
absolute Arrhythmie
mit langsamer Kammer-
frequenz
S. 26

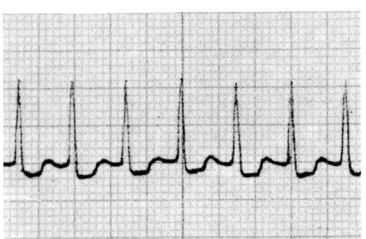

Paroxysmale supraventri-
kuläre Tachykardie
S. 28

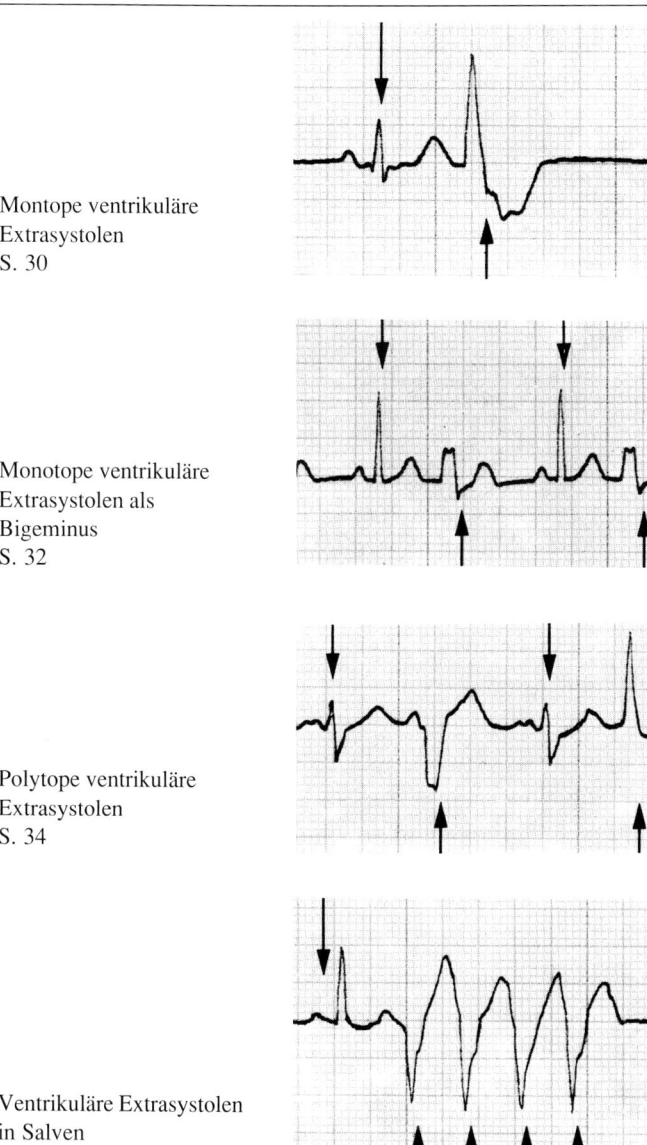

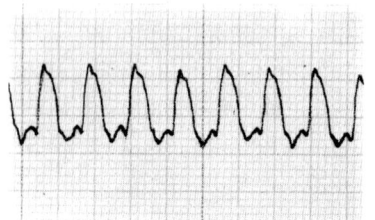

Ventrikuläre Tachykardie
S. 38

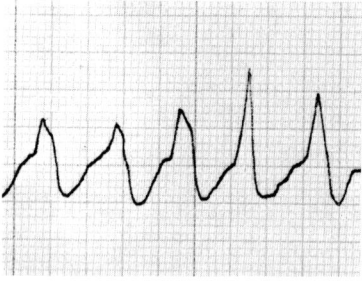

Ventrikuläre Tachykardie
(extrasystolische Form)
S. 40

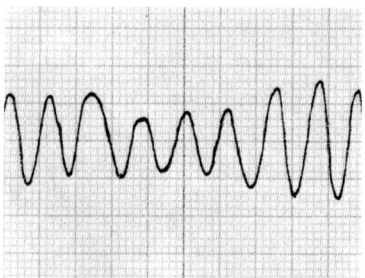

Kammerflattern
S. 42

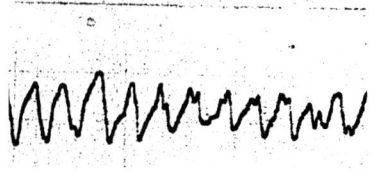

Torsade de pointes
S. 44

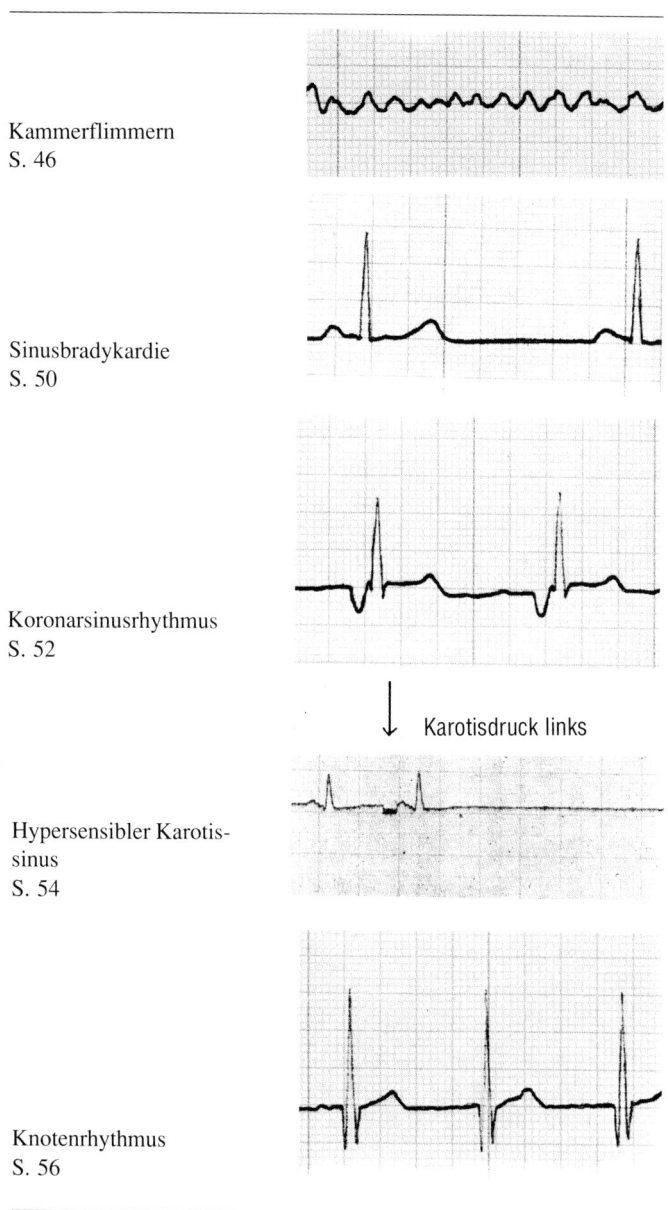

Kammerflimmern
S. 46

Sinusbradykardie
S. 50

Koronarsinusrhythmus
S. 52

↓ Karotisdruck links

Hypersensibler Karotis-
sinus
S. 54

Knotenrhythmus
S. 56

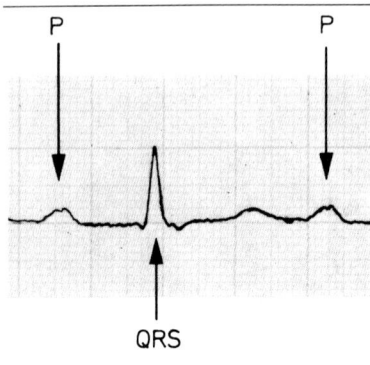

P   P

QRS

AV-Block 1. Grades
S. 60

blockierte
Vorhoferregung

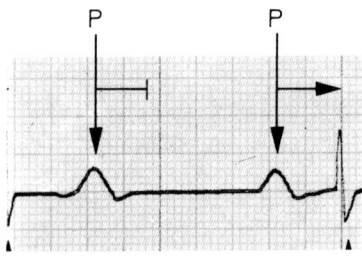

P   P

AV-Block 2. Grades
(Typ I, Wenckebach-
Periodik)
S. 62

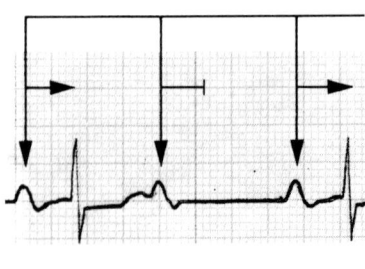

AV-Block 2. Grades
(Typ II)
S. 64

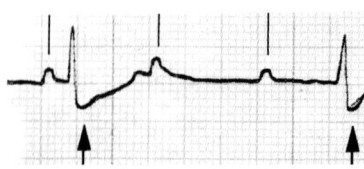

AV-Block 3. Grades
S. 66

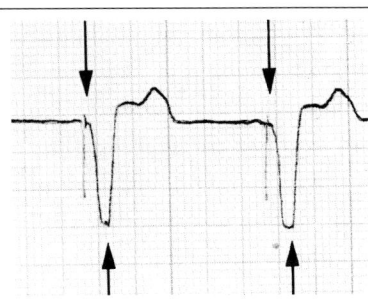

Regelmäßiger Schritt-
macherrhythmus
S. 68

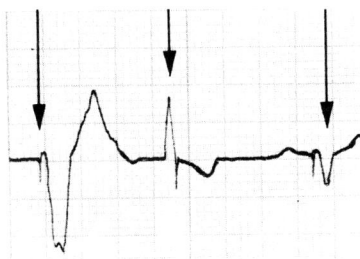

Schrittmacherrhythmus
mit Parasystolen
S. 70

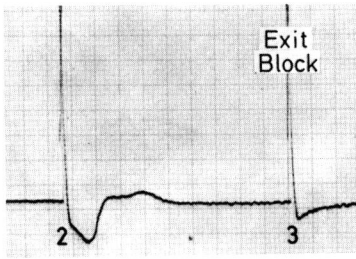

Schrittmacherrhythmus
mit Exit-Block
S. 72

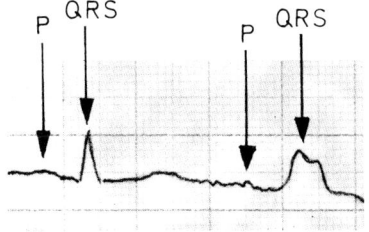

Intermittierender
Schenkelblock
S. 74

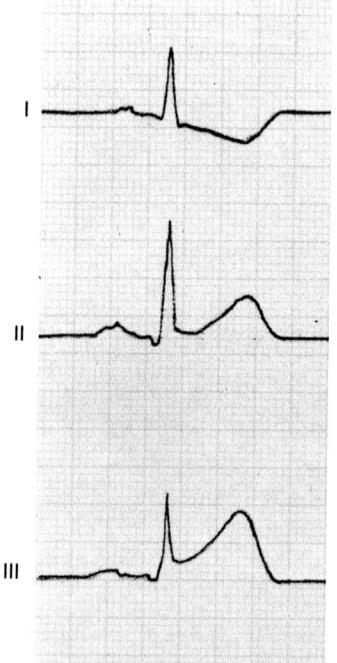

I

II

III

Akuter Herzhinterwand-
infarkt
S. 78

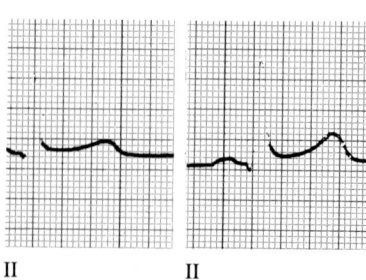

II
13^{00}

II
17^{00}

S. 80

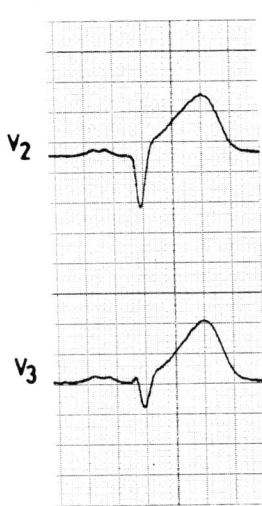

Vorderwandinfarkt
S. 82

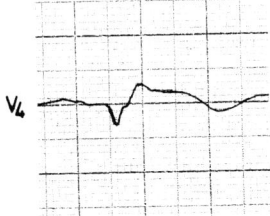

Herzinfarkt mit Schenkel-
block
S. 84

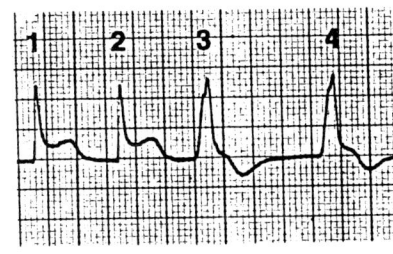

Parasystolie
S. 86

Einleitung

Die Grundkenntnisse in der Beurteilung des Elektrokardiogramms
(EKG) müssen heute nicht nur dem Medizinstudenten, sondern auch
dem Pflegepersonal auf Intensivstationen und möglichst auch Rettungs-
sanitätern vermittelt werden. Dies ist notwendig, da eine Differential-
therapie, insbesondere der Herzrhythmusstörungen, die nicht nur bei
Herzkrankheiten, sondern auch in Begleitung anderer Erkrankungen
auftreten können, ohne Elektrokardiogramm nicht möglich ist. Heute
kann durch Monitoren, tragbare Kleingeräte mit Direktschreibung, das
Elektrokardiogramm rasch auch außerhalb des Krankenhauses dargestellt werden, so daß die sofortige Einleitung einer Therapie überall
möglich ist. Besonders häufig muß mit akuten lebensbedrohlichen
Rhythmusstörungen beim Herzinfarkt und beim Thoraxtrauma mit
Herzverletzung gerechnet werden. In Notfallsituationen können Arrhythmien auftreten, die zwar harmlos erscheinen, aber als Zeichen
einer elektrischen Instabilität des Herzens aufgefaßt und daher quasi
prophylaktisch behandelt werden müssen. Bei Arrhythmien, die die
Hämodynamik so ungünstig beeinflussen, daß die Gewebsperfusion
stark beeinträchtigt ist oder gar erliegt, ist die elektrokardiographische
Diagnose für den Behandlungserfolg oft entscheidend.
Es sei an dieser Stelle erneut betont, daß dieses Taschenbuch bewußt
nicht konzipiert wurde, eine auch nur annähernd umfassende Darstellung
der klinischen Elektrokardiographie zu geben. Solche Darstellungen stehen seit Jahren in guter Qualität zur Verfügung. Diese Schrift legt vielmehr Gewicht auf solche EKG-Veränderungen, die für die Notfallthera-
pie von besonderer Wichtigkeit sind.
Das Taschenbuch kann Unterrichtsmittel für Pflegepersonal und Orien-
tierungshilfe für solche Ärzte sein, die nur gelegentlich mit EKG-Diagnostik in Berührung kommen, dann meist in einer Situation, die nicht
erlaubt, einen Fachmann zu konsultieren. Durch dieses Buch soll das
Einprägen der wichtigsten EKG-Veränderungen erleichtert werden und
Entscheidungshilfe über weitere Maßnahmen gegeben werden: Sofort-
Therapie, Überweisung, Krankenhauseinweisung. In diesem Sinne
scheint diese Schrift auch von der überwiegenden Zahl der Leser ver-
standen worden zu sein, da jetzt eine 5. Auflage erscheinen kann. Diese
wurde durch die Aufnahme einiger neuer Abschnitte aktualisiert und
ergänzt, z. B. der Torsade de pointes. Auch im Bereich der Notfallthe-
rapie erfolgten Aktualisierungen.

1 EKG-Ableitungen

Die Herzstromkurve – das Elektrokardiogramm (EKG) – kann im Prinzip von allen Körperstellen abgeleitet werden. Für die normale EKG-Diagnostik wird von den Extremitäten (Extremitätenableitung) und von der Brustwand (Brustwandableitung) abgeleitet. Die Elektrodenkabel sind für die Extremitätenleitungen durch Farben gekennzeichnet. Es werden angelegt:

- **Rote Elektrode am rechten Arm,**
- **gelbe Elektrode am linken Arm,**
- **grüne Elektrode am linken Bein,**
- **schwarze Elektrode am rechten Bein (Erdungselektrode).**

Für die Gewinnung eines regulären Brustwand-EKGs sind die Brustwandelektroden an folgenden Punkten anzubringen:

V_1 = 4. Interkostalraum rechts parasternal,

V_2 = 4. Interkostalraum links parasternal,

V_3 = zwischen V_2 und V_4,

V_4 = 5. Interkostalraum, Medioklavikularlinie,

V_5 = vordere Axillarlinie, Höhe V_4,

V_6 = mittlere Axillarlinie, Höhe V_4.

Unter Notfallbedingungen haben sich, auch während des Transports, selbstklebende Elektroden, die von der rechten Schulter zur Herzspitze die größten EKG-Amplituden ergeben, durchgesetzt. Die Erdungselektrode kann am unteren rechten Thoraxrand angeklebt werden. Beim Fehlen von Klebeelektroden und bei Verwendung eines konventionellen EKG-Gerätes empfiehlt sich ebenfalls eine modifizierte Thoraxableitung, bei welcher für die Notfalldiagnose die Einstellung der Ableitung II (rechter Arm rot, linkes Bein grün) + Erdungselektrode am rechten Bein oder eine modifizierte Thoraxableitung, bei welcher eine Elektrode (z. B. rot) rechts vom Brustbein, die andere (z. B. gelb) in der Gegend von V_5-V_6 und die Erdungselektrode auf der analogen Stelle rechts am Brustkorb angebracht wird.
Eine genaue EKG-Diagnose, insbesondere des *Herzinfarktes*, bedarf eines kompletten Standard-Programmes von Extremitäten- *und* Brustwand-Ableitungen.

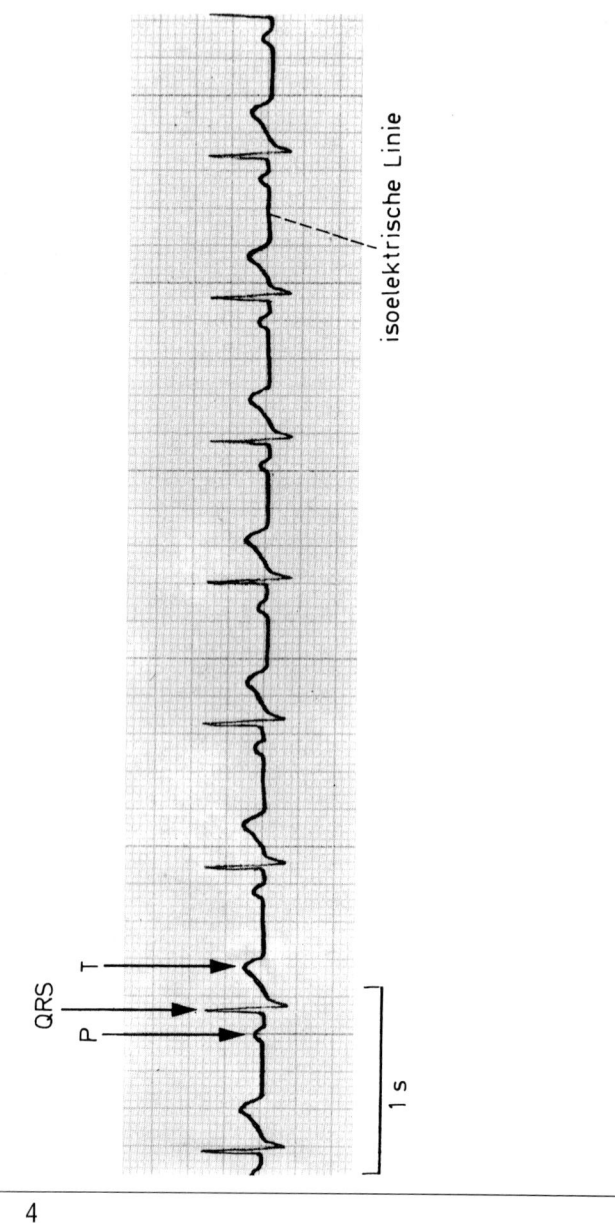

2 Normales EKG und technische Störungen

2.1 Sinusrhythmus

Definition
Der normfrequente, regelmäßige Sinusrhythmus ist der normale Herzrhythmus des gesunden Menschen.
Die Reizbildung erfolgt im Sinusknoten. Über spezifische Bahnen erreicht die Erregung das Erregungsleitungssystem: der Atrioventrikular-(AV-)Knoten, das His-Bündel und die Tawara-Schenkel leiten die Erregung zur Kammer (s. Abb. unten).

EKG-Charakteristika
(vergl. Abb. S. 4)
P = Vorhoferregungen in den Extremitätenableitungen I, II, III positiv, im Abstand (= AV-Überleitung) von 0,12 bis 0,20 s folgen darauf die QRS-Komplexe = Kammererregungsausbreitung. Das deutliche Zeitintervall zwischen der Vorhof- und der Kammeraktion resultiert durch eine Verzögerung der Erregungsleitung im AV-Knoten.
T = Erregungsrückbildung in den Kammern.
Von QRS bis T = Kammersystole.
Von T bis QRS = Kammerdiastole.
Regelmäßige Folge der Herzaktionen (sowohl der Vorhof- als auch der Kammeraktionen) mit einer Frequenz von 60 bis 100 Schlägen/min.

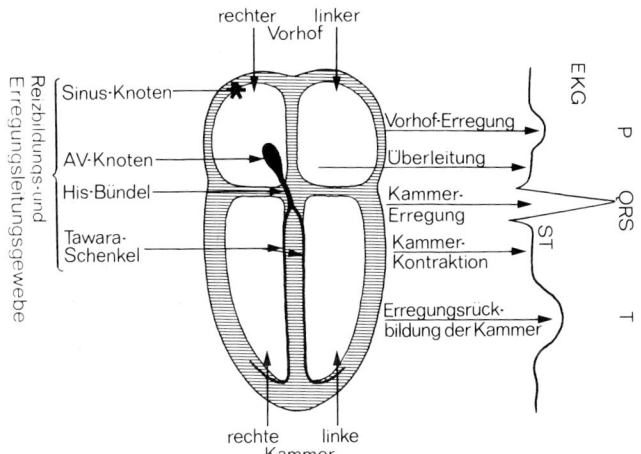

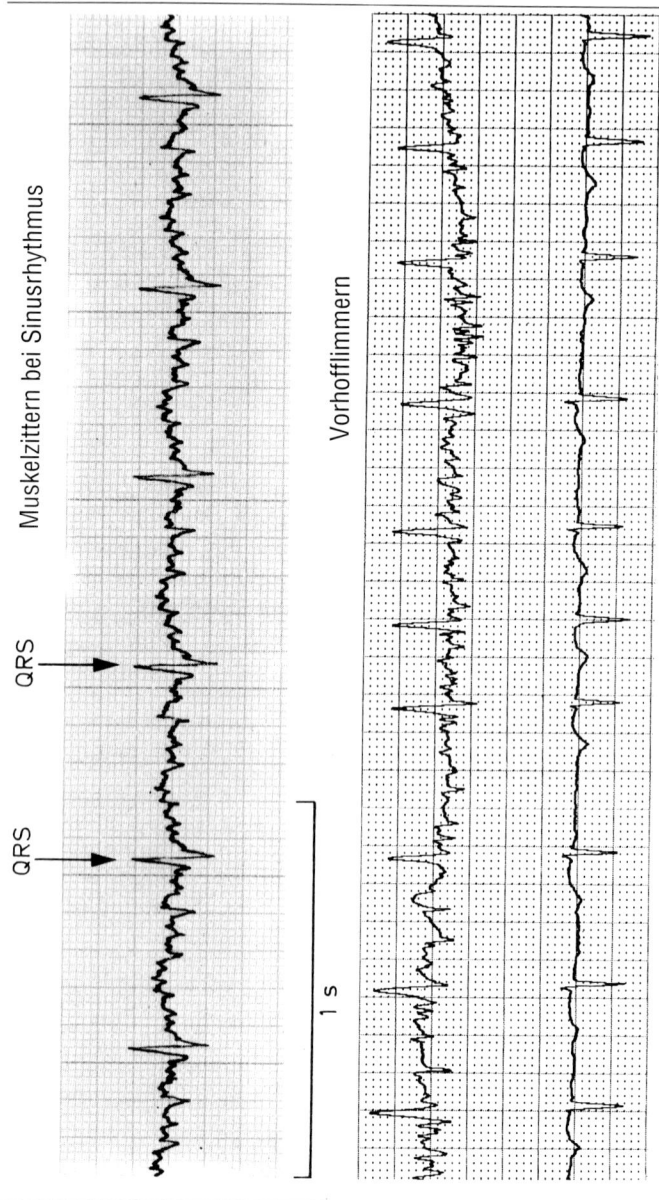

Muskelzittern bei Sinusrhythmus

QRS

QRS

1 s

Vorhofflimmern

6

2.2 Störungen durch Muskelzittern

EKG-Charakteristika

Eine regelmäßige Folge der QRS-Komplexe ist noch zu erkennen. Die Null-Linie wird durch kleine unregelmäßige Zacken so stark überlagert, daß P und T kaum noch erkennbar sind (oberes Bild).

Ursachen

Die Ursache dieser Zacken sind *Skelettmuskelaktionspotentiale*, die durch schnelle Muskelbewegungen, z. B. Zittern, entstehen.

Häufigste Ursache für Muskelzittern sind: Kälte, unbequeme Lagerung des Patienten, Unruhezustände, Sympathikotonie, Hyperthyreose, Parkinsonsche Erkrankung, Hypoglykämie.

Beseitigungsmöglichkeiten

Durch entsprechende Lagerung bzw. adäquate Raumtemperatur können diese Artefakte in der Mehrzahl der Fälle vermieden werden. Durch Zuschalten der Filtertaste des EKG-Geräts kann die verzitterte Kurve geglättet werden. Für die Auswertung muß die Tatsache der Filterung bekannt sein. Für die Notfalldiagnostik ist der verminderte Informationsgehalt durch Filterung in der Regel unerheblich.

Muskelzittern darf nicht mit dem Flimmern von Vorhöfen oder Kammern verwechselt werden! Hauptunterscheidungsmerkmal für das Vorliegen von Vorhofflimmern ist der unregelmäßige Abstand der RR-Intervalle (unteres Bild).

Dabei beachte man, daß im oberen Bild Muskelzittern einen Sinusrhythmus überlagert (gleiche Abstände der Kammerkomplexe); im unteren Bild ist eine absolute Arrhythmie bei Vorhofflimmern in der unteren Ableitung durch zusätzliches Muskelzittern überlagert.

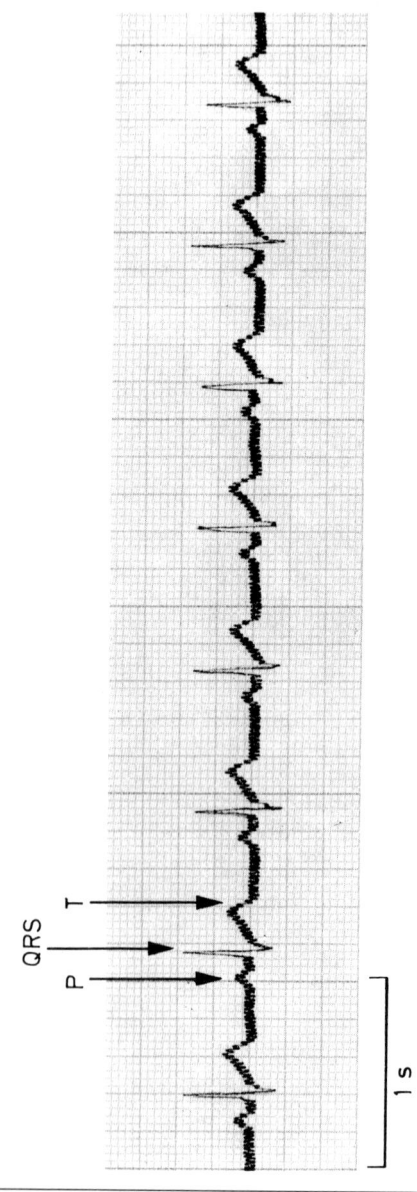

2.3 Störungen durch Wechselstrom

EKG-Charakteristika
Die Herzstromkurve ist durch regelmäßige Schwingungen von 50 Hertz überlagert.

Ursache
Mangelhafte Abschirmung von Wechselstrom-Feldern aus dem *Lichtnetz*, Bruch im Elektrodenkabel, eine oder mehrere Elektroden haben sich gelöst.

Beseitungsmöglichkeiten
Verbesserung des Elektrodenkontaktes und Verminderung des Übergangswiderstandes durch Elektrodengelees, Änderung der Lage des Patienten im Raum. Oftmals treten diese Störungen in der Nähe von elektrischen Geräten auf. Man denke auch an ein im Bett befindliches Heizkissen bzw. eine Wärmedecke. In diesen Fällen genügt es nicht, diese abzuschalten, vielmehr muß der Stecker aus der Steckdose herausgezogen werden. Gelegentlich helfen Umdrehen des Gerätesteckers, Erden des EKG-Gerätes an der Wasserleitung.

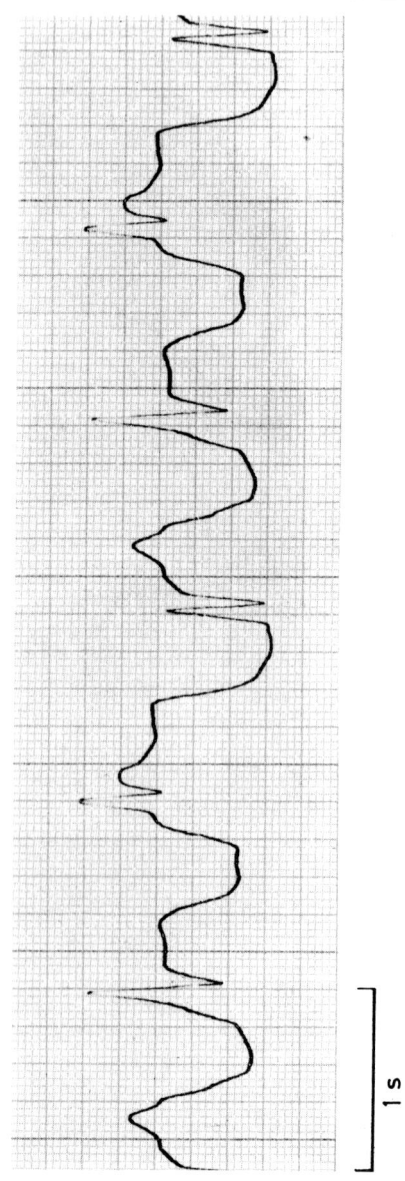

1 s

2.4 Störungen durch lockere Elektroden

EKG-Charakteristika
Starke Schwankungen der Null-Linie, dadurch Verzerrung des EKGs.
Eine regelmäßige Folge der QRS-Komplexe ist meist noch erkennbar.

Ursache
Lockere Elektroden, Defekte in Kabel oder Stecker. Die Brustwandelektroden können in der Spitzenregion durch eine starke Herzaktion
so bewegt werden, daß Schwankungen der isoelektrischen Linie auftreten.

Beseitigung
Durch *sachgerechte Elektrodenanlage*, ggf. vorheriges Einreiben der
Haut mit Elektrodenpaste, lassen sich die Artefakte meist vermeiden.
Bei unruhigen Patienten werden Klebeelektroden zur Überwachung
angewendet, evtl. sollten die Elektrodenkabel ausgewechselt werden.

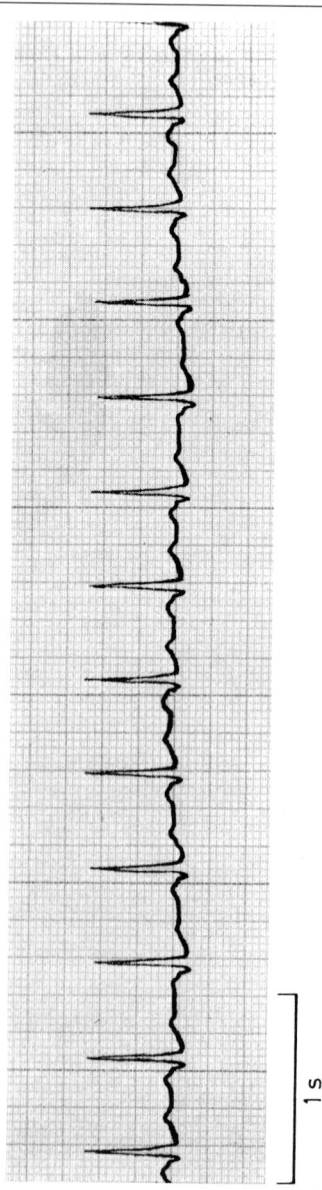

1 s

12

3 Tachykarde supraventrikuläre Herzrhythmusstörungen

3.1 Sinustachykardie

Definition
Eine Sinustachykardie liegt vor, wenn die Frequenz des Sinusrhythmus *mehr als 100 Schläge/min* beträgt.

EKG-Charakteristika
Wie beim Sinusrhythmus (s. S. 5), nur höhere Frequenz.
Übersteigt die Frequenz einer Sinustachykardie 140/min am ruhenden Patienten, muß durch sorgfältige Analyse aller EKG-Ableitungen eine Vorhoftachykardie (s. S. 17) ausgeschlossen werden. Nervale Einflüsse (z.B. Atmung, Valsalvamanöver) ergeben im Gegensatz zu der Vorhoftachykardie Schwankungen in der Vorhoffrequenz.

Besteht eine akute Gefährdung?
Nein. Dieser Rhythmus kann jedoch Indikator für andere lebensbedrohliche Zustände sein: z.B. *Schock*, Lungenembolie u. a.
Ob eine harmlose neurovegetative Ursache (z.B. Aufregung, Angst etc.) vorliegt oder ein lebensbedrohlicher Zustand, muß anhand anderer Symptome entschieden werden.

Vorläufer gefährlicher Rhythmusstörungen?
Nein.

Akute Notfallmaßnahmen
richten sich nach der Ursache der Sinustachykardie.

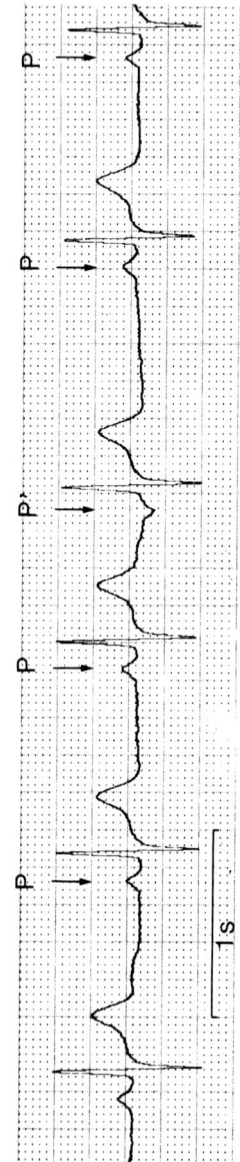

3.2 Vorhofextrasystolen

Definition

Vorhofextrsystolen sind vorzeitige Erregungen, die von einem ektopischen Reizherd im Vorhofgebiet ausgehen und denen meist eine Kammererregung folgt.

EKG-Charakteristika

Der Grundrhythmus ist ein Sinusrhythmus, der durch *vorzeitig einfallende Vorhoferregungen* unterbrochen wird.

Die Häufigkeit dieser Vorhofextrasystolen ist unterschiedlich, im dargestellten Beispiel fällt nach dem 3. Herzschlag eine P'-Zacke (Vorhoferregung) verfrüht ein = Vorhof-Extrasystole.

Das extrasystolische P' unterscheidet sich wenigstens in einer Ableitung im Aussehen deutlich vom P der Normalschläge.

Besteht eine akute Gefährdung?

Nein. Je nach Grundkrankheit (z. B. beim Myokardinfarkt) können Vorhofextrasystolen jedoch ein Hinweis auf eine elektrische Instabilität oder eine beginnende Dekompensation des Herzens sein. In diesen Fällen ist eine genaue Überwachung des Patienten notwendig.

Vorläufer gefährlicher Rhythmusstörungen?

Vorhofextrasystolen leiten, wenn sie gehäuft auftreten, oft Vorhofflimmern ein.

Akute Notfallmaßnahmen

sind meist nicht notwendig.

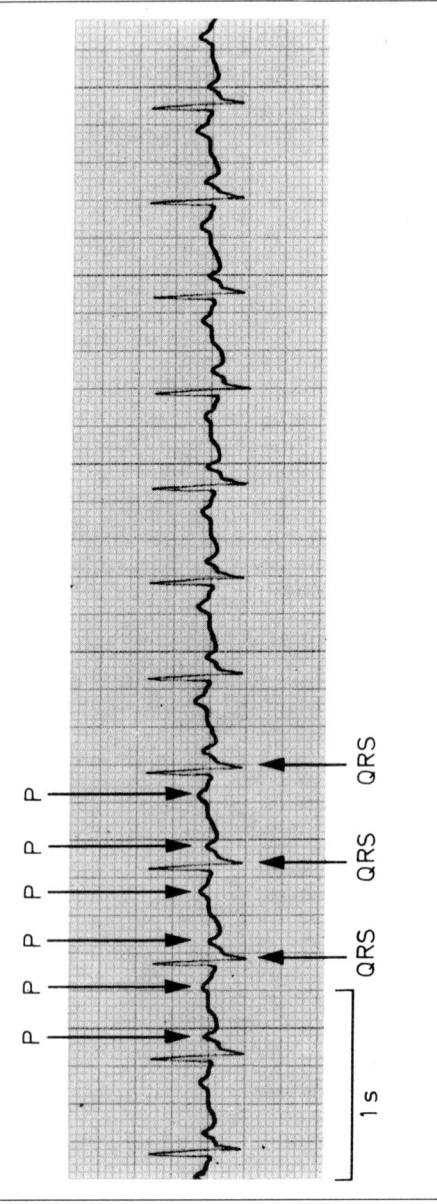

P   P   P   P   P   P

QRS   QRS   QRS   QRS

1 s

3.3 Vorhoftachykardie

Definition

Regelmäßige, schnelle, von einem Reizherd im Vorhof ausgehende Erregungen (Frequenz bis ca. 220/min), die in der Regel nicht alle zur Kammer hin übergeleitet werden. Es besteht also eine „Schutz"-Blockierung der Kammer gegenüber dem Vorhof. Die Tätigkeit des Sinusknotens wird durch die Vorhoftachykardie unterdrückt.

EKG-Charakteristika

Regelmäßige, rasche Vorhoftätigkeit. Die P-Zacken sind durch isoelektrische Intervalle voneinander getrennt. In dem hier angeführten Beispiel wird nur jede zweite P-Zacke zur Kammer hin übergeleitet, auf sie folgt ein QRS-Komplex. Es liegt hier also ein 2:1-Vorhof-Kammerblock vor.

Besteht eine akute Gefährdung?

Durch die Blockierung wird die Kammerfrequenz hier im ungefährlichen Bereich gehalten, so daß keine schwerwiegenden hämodynamischen Auswirkungen zu beobachten sind. Die akute Gefährdung hängt aber weniger von der absoluten Höhe der Frequenz als vom Zustand des Myokards und der Grunderkrankung ab.

Vorläufer gefährlicher Rhythmusstörungen?

Kommt es zum Wegfall der Schutzblockierung (Deblockierung), etwa unter dem Einfluß von Sympathikomimetika, Atropin, Chinidin u. ä., so wird unter Umständen jede Vorhofaktion zur Kammer hin geleitet. Bei Frequenzen über 160/min ist dann, je nach der Grundkrankheit, mit einer Gefährdung zu rechnen.

Akute Notfallmaßnahmen

Bei normaler Kammerfrequenz keine. Ist die Kammerfrequenz stark erhöht infolge zu häufiger Überleitung, kann durch Elektroschock (Kardioversion) sehr rasch eine Wiederherstellung des Sinusrhythmus gelingen. Zur raschen Frequenzsenkung werden auch Medikamente gegeben, die die Häufigkeit der atrioventrikulären Überleitung vermindern (z. B. Verapamil oder β-Blocker). Außer diesen Medikamenten kann auch Digitalis gegeben werden, wodurch gleichfalls die Häufigkeit der AV-Überleitung vermindert wird. Digitalis darf aber nur dann angewandt werden, wenn sichergestellt ist, daß die Rhythmusstörung nicht Ausdruck einer *toxischen Digitaliswirkung* ist und/oder evtl. im Zusammenhang mit einer *Hypokaliämie* steht. Sollte dies der Fall sein, so ist die Gabe von Kalium indiziert. Eine elektrische Kardioversion ist in diesen Fällen kontraindiziert, da sie bei digitalisbedingten Rhythmusstörungen zu irreversiblem Kammerflimmern führen kann.

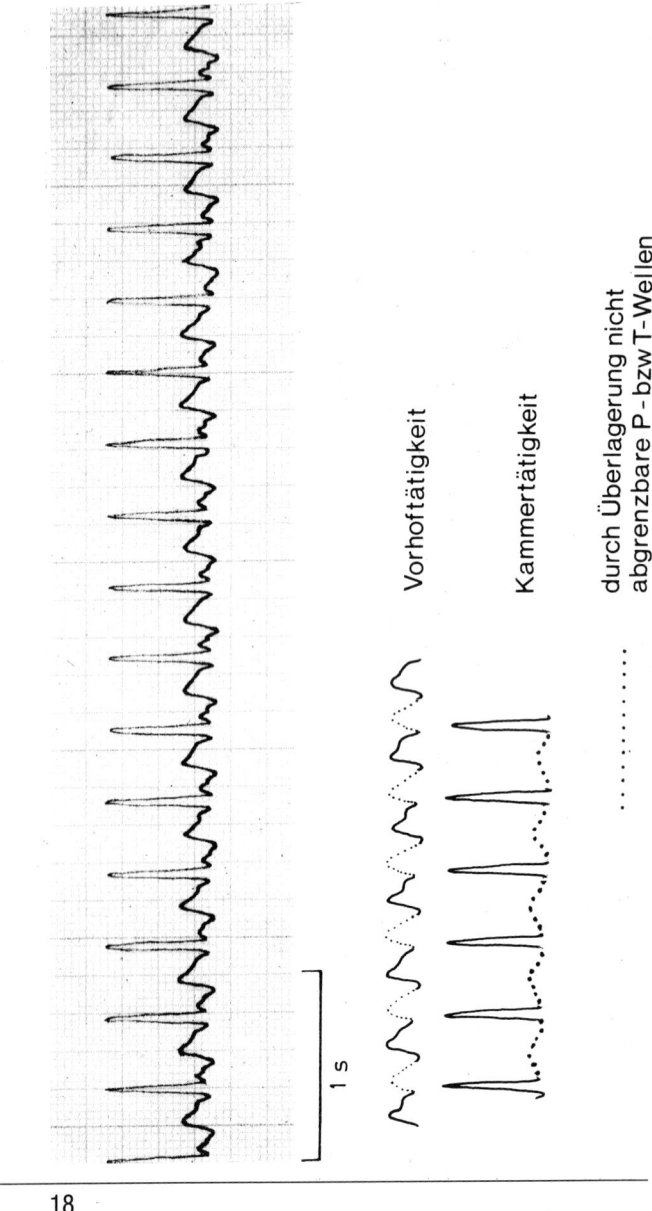

Vorhoftätigkeit

Kammertätigkeit

durch Überlagerung nicht
abgrenzbare P - bzw T-Wellen

1 s

3.4 Vorhofflattern mit schneller Kammeraktion

Definition
Regelmäßige, von einem Reizherd im Vorhof ausgehende Erregungen (Frequenz ab ca. 220/min) werden mit unterschiedlicher Häufigkeit zur Kammer übergeleitet.

EKG-Charakteristika
Sägezahnartige P-Zacken, die ohne isoelektrische Zwischenstrecke direkt aneinander anschließen, sind erkennbar. Deren Frequenz beträgt über 220/min.
In unserem Beispiel wird jede zweite Vorhofaktion von einer Kammeraktion (QRS) gefolgt, so daß eine deutlich beschleunigte Kammerfrequenz resultiert. T-Wellen sind infolge Überlagerung durch Flatterwellen oft nicht erkennbar. Die Vorhofzacken sind in dieser Ableitung so groß, daß sie trotz der Überlagerung durch die Kammererregung gut zu erkennen sind. Zur Erklärung sind in den beiden unteren Skizzen Vorhof- und Kammertätigkeit (theoretisch) getrennt gezeigt.

Besteht eine akute Gefährdung?
Dies hängt von der Kammerfrequenz und der zugrundeliegenden Erkrankung ab. Je höher die Kammerfrequenz, desto größer ist bei vorgeschädigtem Herzen oder Klappenfehler die Gefährdung. Bei Patienten mit *Mitralstenose* kann es bereits bei Kammerfrequenzen gering über 100/min zu einem Lungenödem kommen.

Vorläufer gefährlicher Rhythmusstörungen?
Hauptgefahr: Weitere Deblockierung und 1:1-Überleitung. Dann wird jede Vorhoferregung von einer Kammeraktion gefolgt, es kann zur Kammerfrequenz über 220/min mit schwerwiegenden hämodynamischen Auswirkungen kommen. Diese Arrhythmie kann zum irreversiblen kardiogenen Schock führen.
Häufigste Ursache für Deblockierung: Chinidin oder Disopyramid ohne vorausgehende Digitalisierung, Sympathikomimetika, z.B. bei Patienten mit obstruktiver Lungenerkrankung, Atropin.

Akute Notfallmaßnahmen
sind nur bei zu rascher Kammerfrequenz angezeigt. Die Höhe der „Notfallfrequenz" hängt vom Funktionszustand des Herzens ab. Ab 130/min ist gewöhnlich ein schnelles Eingreifen notwendig. Sie zielen auf eine Frequenzsenkung durch Erhöhung des AV-Blockierungsverhältnisses. Medikamente, die die Leitfähigkeit des AV-Knotens herabsetzen (bevorzugt wegen des schnellen Wirkungseintrittes Verapamil, auch Digitalis) sind angezeigt (s. S. 93).

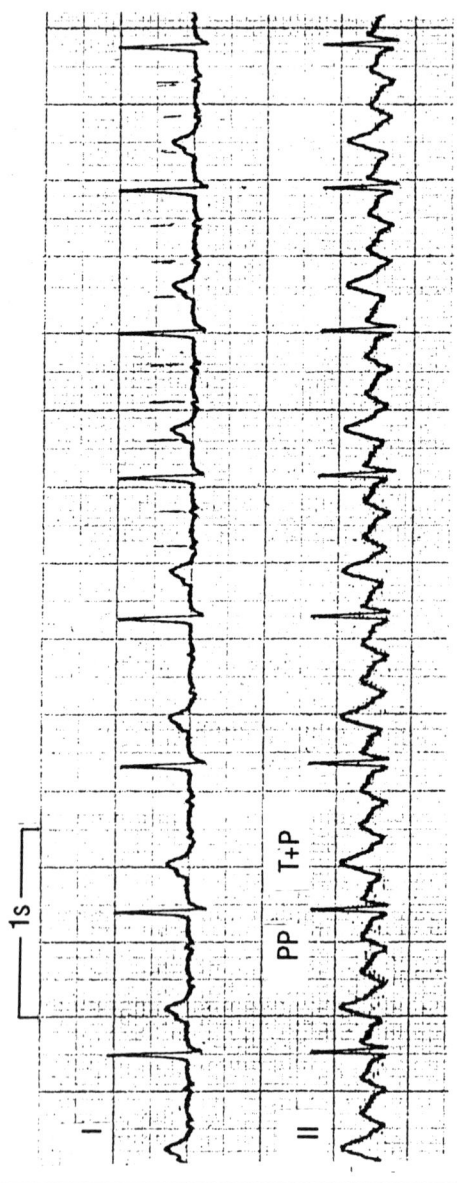

3.5 Vorhofflattern mit mittelschneller Kammeraktion

Definition

Siehe Vorhofflattern. Hier werden jedoch weniger Impulse vom Vorhof zur Kammer übergeleitet, auch ist das Überleitungsverhältnis meist nicht konstant, so daß oft eine unregelmäßige Kammertätigkeit im wenig erhöhten Frequenzbereich resultiert.

EKG-Charakteristika

Sägezahnartige P-Zacken hoher Frequenz ohne isoelektrische Zwischenstrecke als Zeichen der Vorhoftätigkeit. In der Abbildung werden nicht alle P-Zacken zur Kammer übergeleitet, so daß die Kammeraktion deutlich langsamer als die des Vorhofs ist. Durch *Wechsel des Blockierungsgrades* kann oftmals eine Kammerarrythmie resultieren. Oft sind in Ableitung I die Flatterwellen kaum erkennbar. In diesem Beispiel ist die Überhöhung der T-Wellen durch überlagerte P-Wellen erkennbar. Die QRS-Komplexe sind normal geformt. Die T-Wellen in Abl. II sind nur durch Überlagerung mit Flatterwellen erkennbar.

Besteht eine akute Gefährdung?

Bei normaler Kammerfrequenz nicht.

Vorläufer gefährlicher Rhythmusstörungen?

Wenn es zu einer Zunahme der Häufigkeit der Überleitung kommt, so können mehr Flatterwellen auf die Kammern übergeleitet werden *(Deblockierung)*. Je nach der resultierenden Kammerfrequenz können dann u. U. schwerwiegende hämodynamische Beeinträchtigungen eintreten.

Akute Notfallmaßnahmen

sind bei normaler Kammerfrequenz nicht notwendig. Bei hoher Frequenz (s. S. 19 u. 93).

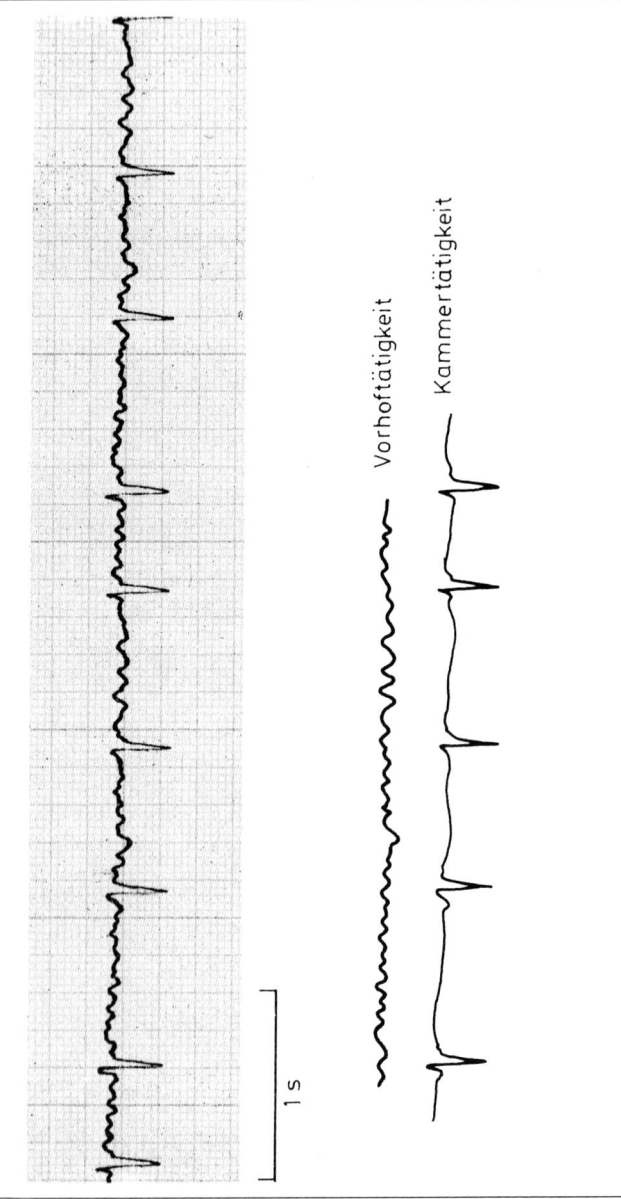

Vorhoftätigkeit

Kammertätigkeit

1 s

22

3.6 Vorhofflimmern und absolute Arrhythmie mit normaler Kammerfrequenz

Definition

Beim Vorhofflimmern erfolgen keine synchronen Erregungen, sondern hochfrequente, unregelmäßige Depolarisationen der Vorhofmuskulatur, die von einer Vielzahl von Reizherden im Vorhof ausgehen. Die Überleitung auf die Kammern und damit der Kammerrhythmus sind absolut unregelmäßig.

Je nach der Leitfähigkeit des AV-Knotens werden häufiger (tachykarde Formen) oder seltener (normfrequente bis bradykarde Formen) Erregungen vom Vorhof auf die Kammern übergeleitet.

EKG-Charakteristika

Unregelmäßige Folge der QRS-Komplexe, P-Zacken sind nicht erkennbar. Die kleinen Flimmerwellen, die zu einer unruhigen Null-Linie führen, sind Ausdruck der elektrischen Aktivität im Vorhofbereich. Es liegt eine Kammerfrequenz im normalen Frequenzbereich vor.

Besteht eine akute Gefährdung?

In der Regel nicht, je nach Grundkrankheit (z. B. beim Myokardinfarkt oder bei akuter Myokaditis) kann diese Arrhythmie jedoch Hinweis auf eine beginnende Dekompensation des Herzens sein. Das Hauptrisiko, auch bei nur relativ kurzfristig bestehendem Vorhofflimmern, insbesondere bei Vorliegen einer Mitralstenose, liegt im Auftreten von Vorhofthromben, die zu Embolien führen können.

Vorläufer gefährlicher Rhythmusstörungen?

Nein. Nach Absetzen einer Behandlung mit Digitalis, Verapamil oder auch β-Rezeptorenblockern kann jedoch die Frequenz wieder stark ansteigen.

Akute Notfallmaßnahmen

sind bei der normalen Kammerfrequenz nicht notwendig.

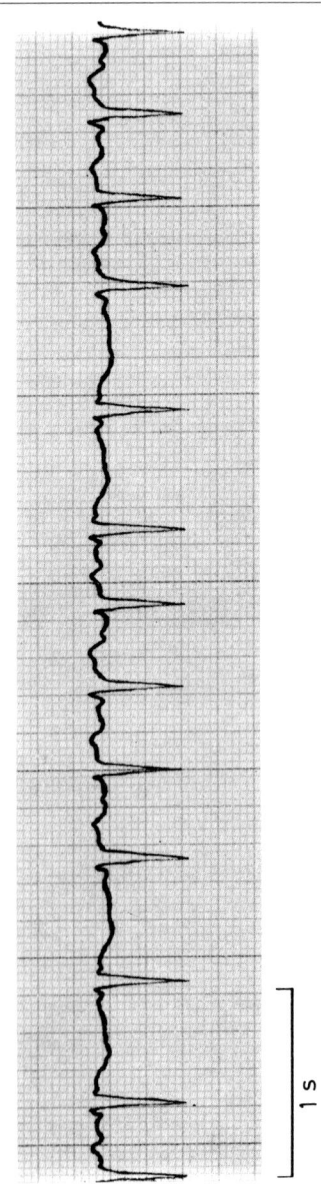

1 s

3.7 Vorhofflimmern und absolute Arrhythmie mit rascher Kammerfrequenz

Definition
(s. S. 23)

EKG-Charakteristika
Unregelmäßige, rasche Folge der Kammeraktionen. P-Zacken sind nicht erkennbar. Kleine Flimmerwellen sind Ausdruck der elektrischen Aktivität im Vorhofbereich.

Besteht eine akute Gefährdung?
Bei rascher Kammerfrequenz können u. U., abhängig von der Grundkrankheit (z. B. bei Mitralstenose), lebensbedrohliche Bilder resultieren. Die entstehende Kammertachykardie kann längere Zeit bestehen und dabei Symptome der Herzinsuffizienz erzeugen.

Vorläufer gefährlicher Rhythmusstörungen?
Nein.

Akute Notfallmaßnahmen
sind nur bei zu rascher Kammerfrequenz angezeigt. Sie zielen auf eine *Frequenzsenkung durch Erhöhung des AV-Blockierungsverhältnisses.* Medikamente, die die Leitfähigkeit des AV-Knotens herabsetzen (Verapamil, Digitalis, ggf. auch β-Rezeptorenblocker, diese jedoch nicht in Kombination mit Verapamil) sind angezeigt (s. S. 93).

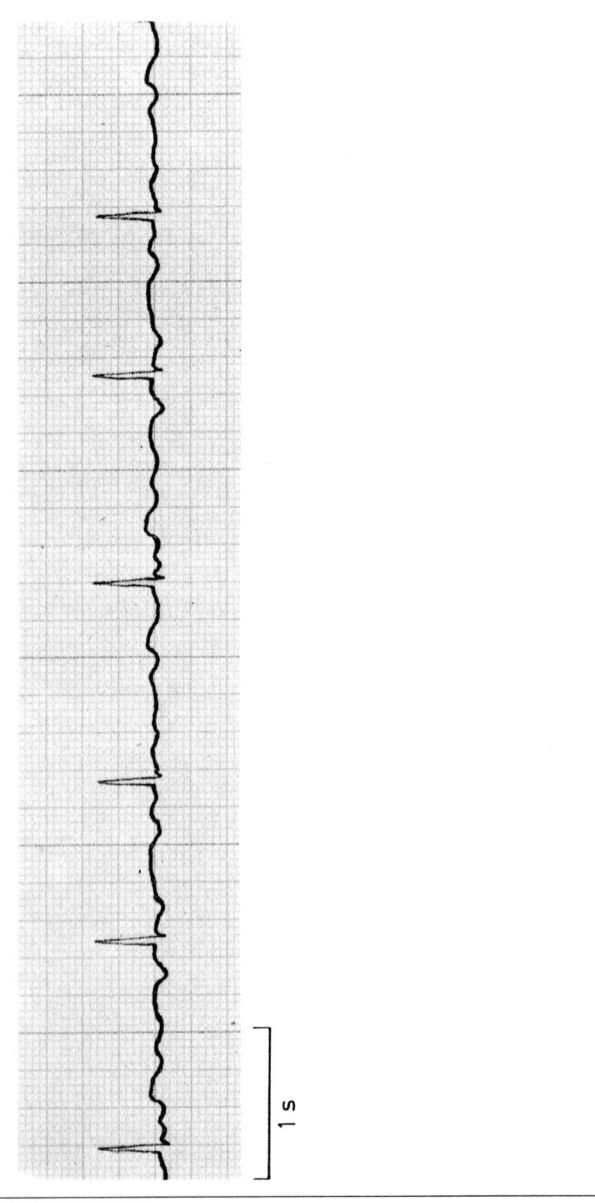

1 s

3.8 Vorhofflimmern und absolute Arrhythmie mit langsamer Kammerfrequenz

Definition
(s. S. 23)

EKG-Charakteristika
Sie entsprechen denen bei Vorhofflimmern mit mittelschneller und rascher Kammerfrequenz; hier liegt jedoch ein *höherer Blockierungsgrad* zwischen Vorhöfen und Kammern vor, so daß eine langsame Kammerfrequenz resultiert.

Besteht eine akute Gefährdung?
Wenn die Frequenz der Kammern unterhalb der individuellen Toleranzgrenze fällt, so kommt es zu hämodynamischen Auswirkungen der Bradykardie. Es besteht die Möglichkeit kurzfristigen weiteren Absinkens der Kammerfrequenz, wobei Bewußtlosigkeit auftreten kann (Schwindel, Synkopen, seltener bis zu Morgagni-Adams-Stokes-Anfällen).

Vorläufer gefährlicher Rhythmusstörungen?
Die Hauptgefahr liegt in einem weiteren Absinken der Kammerfrequenz, nicht zuletzt wenn Medikamente gegeben werden, die die AV-Überleitung weiter hemmen.

Akute Notfallmaßnahmen
In den meisten Fällen kann durch intravenöse Gabe von Atropin 1,0 bis 2 mg die Kammerfrequenz ausreichend intensiv und lange genug angehoben werden, bis gegebenenfalls eine Schrittmacherbehandlung durchgeführt werden kann.

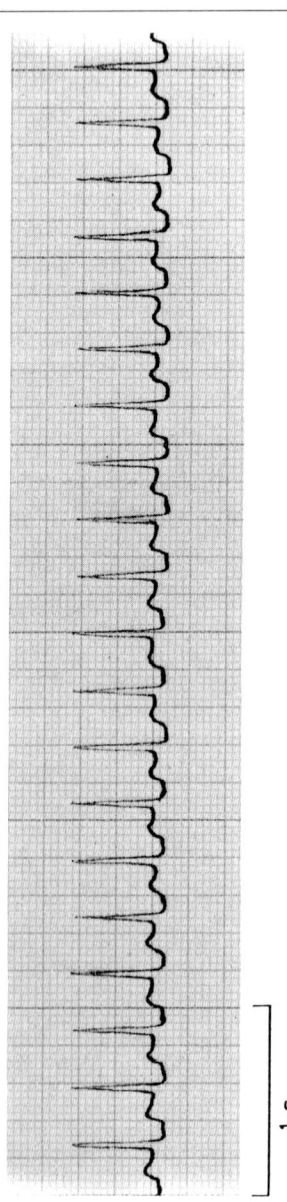

1 s

28

3.9 Paroxysmale supraventrikuläre Tachykardie

Definition
Anfallsweise, regelmäßige Beschleunigung der Kammeraktion mit Reizursprung im Vorhofgebiet.

EKG-Charakteristika
Rasche, regelmäßige Folge von normal konfigurierten QRS-Komplexen. Es kann aber durch Ermüdung der intraventrikulären Leitungsbahnen zum Auftreten von verbreiterten QRS-Komplexen kommen, so daß das Bild einer ventrikulären Tachykardie entsteht. P-Zacken sind meist nicht erkennbar. Frequenz von ca. 160 bis 240/min.

Besteht eine akute Gefährdung?
Dies richtet sich nach der Frequenz der Tachykardie, der Zeitdauer, die der Rhythmus besteht, und dem Zustand des Patienten. Eine besondere Gefährdung liegt vor, wenn es zur ausgeprägten Kreislaufhypotonie kommt oder bei Begleitkrankheiten.

Vorläufer gefährlicher Rhythmusstörungen?
In der Regel nicht. In seltenen Fällen ist der Übergang in Kammerflimmern oder Kammerflattern (auch durch therapeutische Maßnahmen) möglich (s. S. 93).

Akute Notfallmaßnahmen
Die Maßnahmen sollten in der angegebenen Reihenfolge vorgenommen werden, bis ein Erfolg eingetreten ist:
1. Vagusreize
   Preßversuch (Valsalva)
   Trinkenlassen von 1 Glas kalten Mineralwassers
   Eintauchen des Gesichtes in kaltes Wasser
   Karotisdruck (einseitig)
2. Medikamentöse Maßnahmen (s. S. 94)
   Adenosin (6–12 mg i.v.)
   Verapamil (hier evtl. auch oral 80–240 mg)
   Digoxin (0,4–0,6 mg i.v.)
3. Elektrotherapie
   Kardioversion

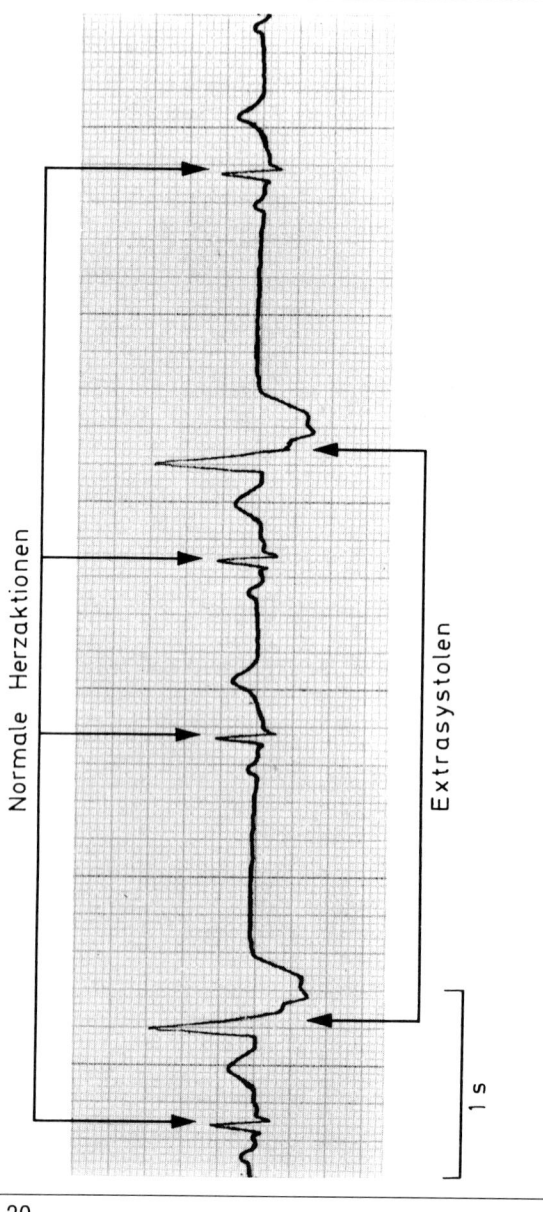

Normale Herzaktionen

Extrasystolen

1 s

4 Tachykarde ventrikuläre Herzrhythmusstörungen

4.1 Monotope ventrikuläre Extrasystolen

Definition

Kammerextrasystolen sind vorzeitige Erregungen der Herzkammern durch spontane ektopische ventrikuläre Reizbildung.

Monotope Extrasystolen = sämtliche Extrasystolen gehen von einem Reizherd aus und weisen eine gleiche Form auf.

Polytope Extrasystolen = die Extrasystolen gehen von verschiedenen Reizherden aus und unterscheiden sich in der Form.

EKG-Charakteristika

Grundrhythmus: meist Sinusrhythmus.

Vorzeitig einfallende Kammeraktionen ohne vorausgehendes P mit stark verändertem QRST zeigen eine ventrikuläre Extrasystole. Meist wird nach der Extrasystole eine (kompensatorische) Pause beobachtet, d. h. der eigentlich folgende normale Herzschlag fällt aus, es sei denn, die Extrasystole fügt sich zwischen zwei Normalschläge ein, ist also interponiert.

Besteht eine akute Gefährdung?

In der Regel nicht. Insbesondere bei sonst Gesunden haben sie meist keine Bedeutung, können aber, wenn sie subjektiv bemerkt werden, den Patienten sehr beunruhigen.

Vorläufer gefährlicher Rhythmusstörungen?

Insbesondere beim akuten Herzinfarkt leiten ventrikuläre Extrasystolen häufig Kammertachykardien, Kammerflattern oder Kammerflimmern ein. Extrasystolen werden besonders dann häufig zu Vorläufern gefährlicherer Rhythmusstörungen, wenn sie in die T-Welle der vorhergehenden Herzaktion fallen (R-auf-T-Phänomen) und wenn sie gehäuft auftreten (mehr als 4/min).

Akute Notfallmaßnahmen

Bei Patienten mit akuten Erkrankungen des Herzens (Myokardinfarkt, Myokaditis, Thoraxtrauma) zielen die akuten Maßnahmen auf eine Unterdrückung der ektopischen Reizbildung.

Medikamente: Lidocain u. a. (Näheres s. S. 92).

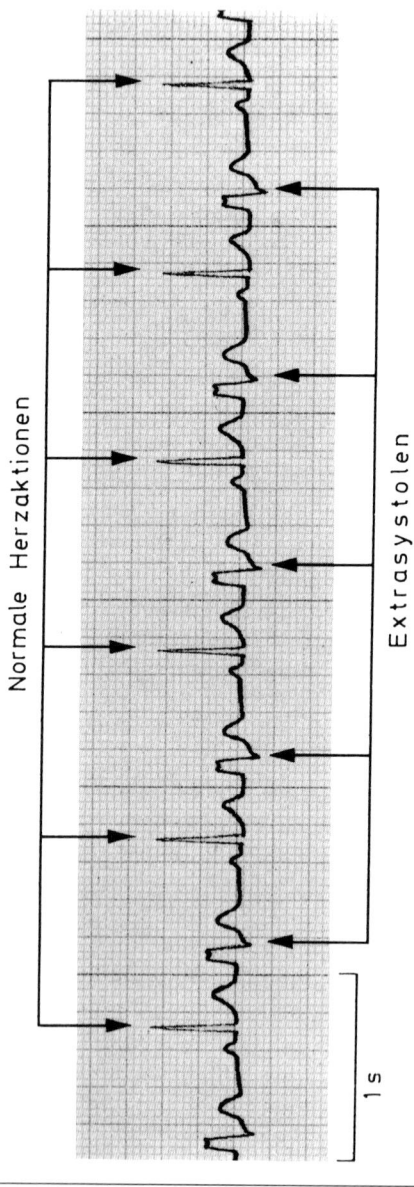

Normale Herzaktionen

Extrasystolen

1 s

4.2 Monotope ventrikuläre Extrasystolen als Bigeminus

Definition
(s. S. 31)
Bigeminus = fixe Koppelung je einer Extrasystole an einen Normal-schlag.

EKG-Charakteristika
Im vorliegenden Beispiel ist der Grundrhythmus ein Sinusrhythmus. Bigeminus ist aber nicht selten auch bei Vorhofflimmern anzutreffen. *Auf jeden Normalschlag folgt eine ventrikuläre Extrasystole.* Die Extra-systolen weisen sämtlich die gleiche Form auf und sind daher monotop.

Besteht eine akute Gefährdung?
Bei rasch auf den Normalschlag folgenden Extrasystolen ist die Zeit für eine ausreichende diastolische Blutfüllung des Herzens zu kurz. Da-durch wird während der Extrasystole kein Blut ausgeworfen (frustrane Kontraktion), und es kann im Falle der Bigeminie dazu kommen, daß die periphere *Puls*frequenz halbiert wird. Die dadurch resultierende Pulsverlangsamung mit Verminderung der Pumpleistung des Herzens kann zur Symptomatik einer Herzinsuffizienz und zerebralen Mangel-durchblutung führen.
Da ein Bigeminus häufig bei Digitalisüberdosierung und/oder Hypoka-liämie auftritt, müssen Digitalismedikation und Kaliumspiegel über-prüft werden.

Akute Notfallmaßnahmen
Behandlung der Extrasystolen wie auf Seite 31. Falls Zeichen zerebraler Mangeldurchblutung auftreten, muß evtl. eine passagere Schrittmacher-stimulation erfolgen.

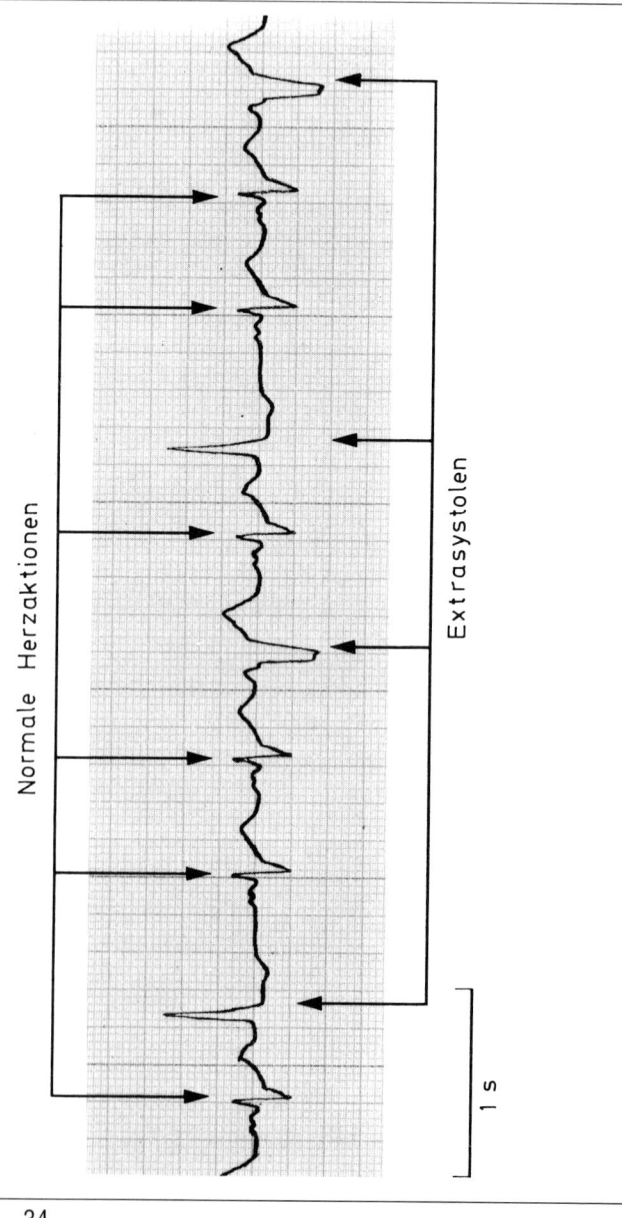

Normale Herzaktionen

Extrasystolen

1 s

34

4.3 Polytope ventrikuläre Extrasystolen

Definition
(s. S. 31)

EKG-Charakteristika
Die ventrikulären Extrasystolen weisen eine *unterschiedliche Form der QRS-Komplexe* auf, was auf unterschiedliche Reizursprungsorte hinweist. In diesem Beispiel erkennt man zwei unterschiedliche Extrasystolietypen.

Besteht eine akute Gefährdung?
Polytope ventrikuläre Extrasystolen sind prognostisch schwerwiegender als monotope, da sie eine größere elektrische Instabilität des Herzens anzeigen.

Vorläufer gefährlicher Rhythmusstörungen?
Relativ häufig kommt es zum Übergang in ventrikuläre extrasystolische Tachykardien, Kammerflimmern und Kammerflattern.

Akute Notfallmaßnahmen
Wie auf Seite 31, jedoch ist die Dringlichkeit des therapeutischen Eingreifens größer.

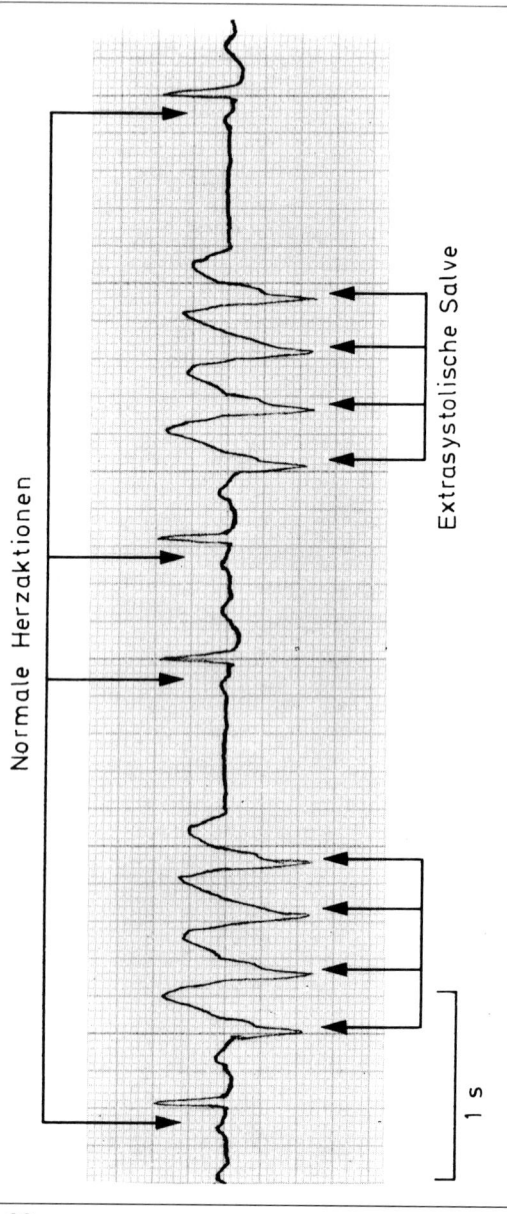

Normale Herzaktionen

Extrasystolische Salve

1 s

36

4.4 Ventrikuläre Extrasystolen in Salven

Definition

Unter einer extrasystolischen Salve versteht man die *Nacheinanderfolge von mindestens drei ventrikulären Extrasystolen*. Dies wird auch schon als ventrikuläre Tachykardie bezeichnet. Treten zwei Extrasystolen direkt hintereinander auf, spricht man von Couplets (gepaarten Extrasystolen), bei regelmäßigem Auftreten von Trigeminus.

EKG-Charakteristika

Im Beispiel ist der Grundrhythmus ein Sinusrhythmus. Zweimal erkennt man vier Kammeraktionen mit deformierten QRS-Komplexen rasch aufeinanderfolgend, diese entsprechen ventrikulären Extrasystolen.

Besteht eine akute Gefährdung?

Während der Salven sinkt die Förderleistung des Herzens erheblich ab (z. B. meßbar am Blutdruck), was bei manchen Patienten (z. B. älteren Menschen mit Zerebralsklerose) bereits zu einer starken Beeinträchtigung führen kann. Salvenartige Extrasystolen sind häufig nur durch das EKG oder auskultatorisch zu diagnostizieren, da im Verlauf der Salve kein Pulsschlag tastbar ist.

Vorläufer gefährlicher Rhythmusstörungen?

Extrasystolen in Salven sind *häufig Vorläufer und Auslöser von Kammerflimmern*. Insbesondere beim akuten Herzinfarkt.

Akute Notfallmaßnahmen

Bei häufigem Auftreten sowie in Notfallsituationen zielen die Maßnahmen auf eine schnellstmögliche Unterdrückung der extrasystolischen Salven durch Lidocain u. a. (Näheres s. S. 92).

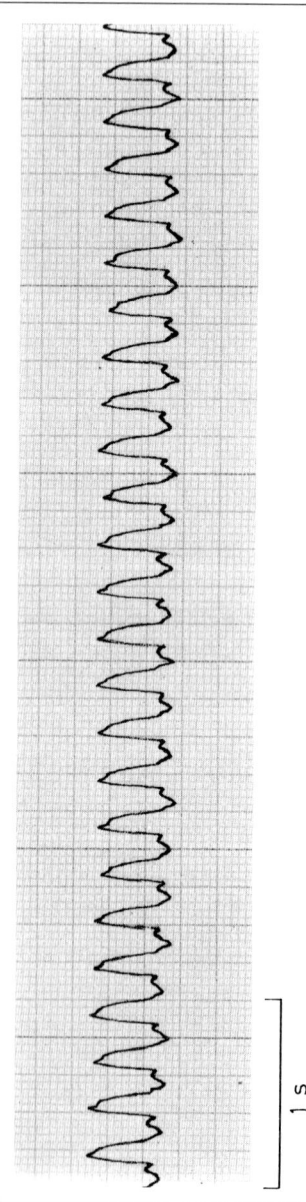

1 s

38

4.5 Ventrikuläre Tachykardie

Definition
Schnelle, gleichmäßige Herzschlagfolge mit Reizbildung in den Ventrikeln. Reizbildung: monotop.

EKG-Charakteristika
Regelmäßige Tachykardie mit verbreiterten QRS-Komplexen.
Die Unterscheidung gegenüber einer supraventrikulären Tachykardie (s. S. 29) mit aberrierender Leitung – die aufgrund einer Ermüdung von Leitungsbahnen gleichfalls zu einer schenkelblockartigen Verbreiterung von QRS führen kann – ist häufig nicht sicher möglich. Für aberrierende Leitung spricht ein Rechtsschenkelblockbild in V_1.
Für einen ventrikulären Reizursprung spricht das gelegentliche Auftreten von vorzeitig einfallenden, normal breiten QRS-Komplexen ("ventricular capture"). Sie zeigen das „Einfangen" der Kammererregung durch den Vorhof an.

Besteht eine akute Gefährdung?
Eine ventrikuläre Tachykardie ist ein lebensbedrohlicher Zustand. Die hämodynamischen Auswirkungen hängen von der Frequenz der Tachykardie und der zugrundeliegenden Erkrankung des Herzens ab.

Vorläufer gefährlicher Rhythmusstörungen?
Nicht selten kommt es zum *Übergang in Kammerflattern und Kammerflimmern.*

Akute Notfallmaßnahmen
Die Behandlung zielt auf eine rasche Unterdrückung der ventrikulären Reizbildung.
Medikamentös kommen Lidocain, Amiodaron u. a. (s. S. 92, 93) in Betracht. Bei Nichtansprechen soll mit einer Elektroschockbehandlung (Kardioversion) nicht gezögert werden. Kontraindiziert ist die Elektrotherapie bei Digitalis-induzierter ventrikulärer Tachykardie, weil sie zu irreversiblem Kammerflimmern führen kann.
Wenn die Tachykardie mit großer Wahrscheinlichkeit durch Herzglykoside verursacht ist, so kann bei Versagen des Lidocains ein Behandlungsversuch mit Propafenon (langsam intravenös) unternommen werden.

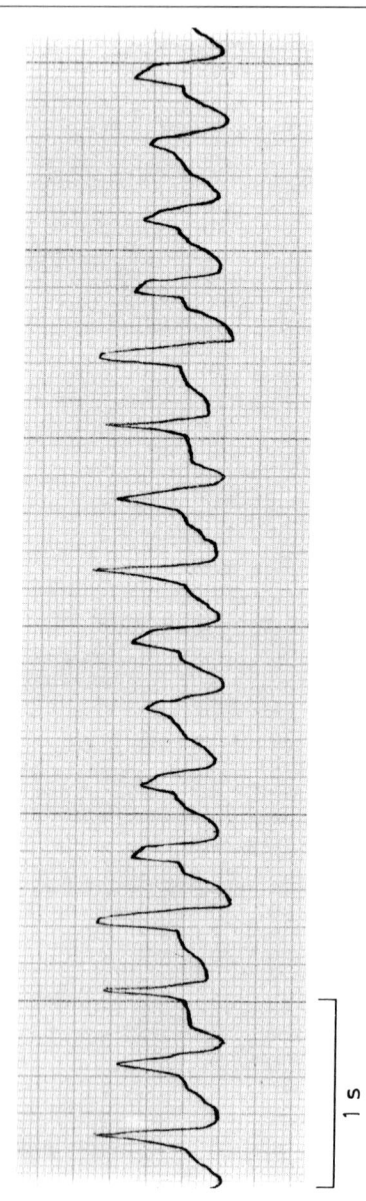

1 s

40

4.6 Ventrikuläre Tachykardie (extrasystolische Form)

Definition
Schnelle, unregelmäßige Herzschlagfolge mit Reizbildung in den Ventrikeln.

EKG-Charakteristika
Der Rhythmus des Herzens besteht aus einer Kette aneinandergereihter polymorpher ventrikulärer Extrasystolen, was sich in unterschiedlich geformten QRS-Komplexen ausdrückt. P-Zacken sind nur selten erkennbar.

Besteht eine akute Gefährdung?
Eine extrasystolische, ventrikuläre Tachykardie stellt eine hochgradig lebensbedrohliche Situation dar. Die hämodynamischen Auswirkungen sind stärker als bei der monotopen Form.

Vorläufer gefährlicher Rhythmusstörungen?
Aufgrund einer besonders großen elektrischen Instabilität des Herzens kommt es *häufig zum Übergang in Kammerflattern oder Kammerflimmern.*

Akute Notfallmaßnahmen
Diese Form der Tachykardie kommt nur bei schwergeschädigten Herzen vor. Die Einleitung der Therapie muß so schnell wie möglich erfolgen. Die Maßnahmen entsprechen dem Vorgehen bei der gewöhnlichen Form der ventrikulären Tachykardie (s. S. 94).

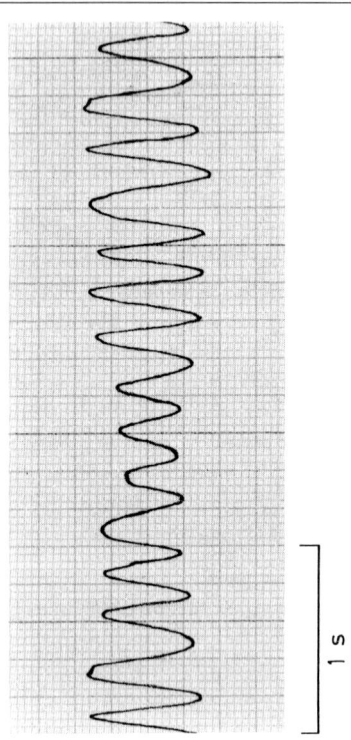

1 s

4.7 Kammerflattern

Definition
Sehr tachykarder Herzrhythmus, bei welchem die Synchronität der Kammererregungen und Kontraktionen stark beeinträchtigt ist.

EKG-Charakteristika
Regelmäßige, oft haarnadelförmige Wellen mit großer Amplitude. Eine Unterscheidung von Kammerflattern und Kammertachykardie ist oft nicht möglich, es bestehen fließende Übergänge. Die Frequenz liegt meist bei über 220/min. Die Amplitude kann periodisch schwanken. Eine Unterscheidung in QRS-Komplexe und ST-T-Abschnitte ist nicht möglich. In unserem Beispiel läßt das spindelförmige Aussehen des Verlaufs auch an eine Torsade (s. S. 45) denken, allerdings spricht die fehlende Richtungsumkehr der spitzen und stumpfen Anteile der Flatterbewegung gegen diese Deutung.

Besteht eine akute Gefährdung?
Hochgradige Gefährdung durch *meist praktisch aufgehobene Pumpleistung des Herzens.* Eine Restblutförderung kann aber erhalten sein und kurzfristig eine vita minima gewährleisten.

Vorläufer gefährlicher Rhythmusstörungen?
Meist kommt es rasch zu einem Übergang in Kammerflimmern.

Akute Notfallmaßnahmen
An erster Stelle steht die elektrische Defibrillation. Wenn diese nicht sofort möglich oder erfolgreich ist und Bewußtlosigkeit eintritt, müssen die Maßnahmen der kardiopulmonalen Wiederbelebung eingeleitet werden (s. S. 97). Solange noch eine ausreichende Zirkulation besteht, können medikamentöse Maßnahmen noch erfolgreich sein, wenn die Möglichkeit zur Defibrillation nicht gegeben ist. In Frage kommen Lidocain, Propafcnon u. a. (s. S. 92, 93). Nur innerhalb der ersten Minute kann der präkordiale Faustschlag versucht werden (s. S. 97, 104).

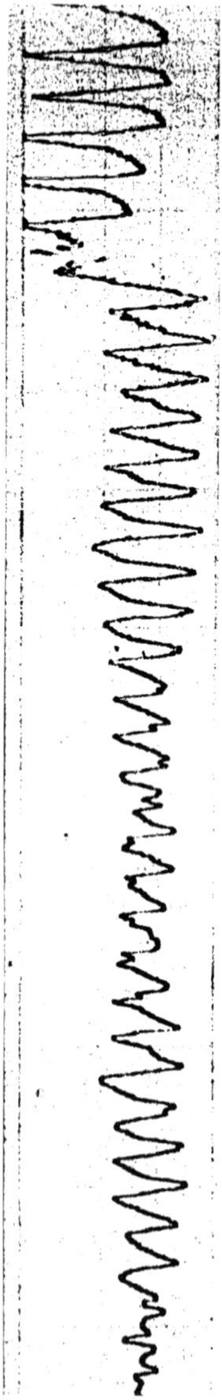

4.8 Torsade de pointes

Definition
Rezidivierende Anfälle von ventrikulären Tachykardien mit polymorphen QRS-Komplexen, die dem Kammerflattern oder -flimmern sehr ähneln. Die Torsaden hören oft spontan auf. Häufig ist die Torsade durch Arzneimittel und Elektrolytstörungen ausgelöst, die mit Verlängerung der QT-Dauer einhergehen.

EKG-Charakteristika
Im Gegensatz zu der Regelmäßigkeit, mit der die Aktionen bei einer Kammertachykardie erfolgen, kommt es bei der Torsade zu häufigen Drehungen der elektrischen Herzachse um die Nullinie, so daß die Ausrichtung von Amplitude und Komplexen im EKG häufig wechseln und ein spindelförmiges Bild resultiert. Die QRS-Komplexe wechseln daher im Aussehen ständig. Häufig insbesondere vor Beginn der Torsade sind polymorphe ventrikuläre Extrasystolen. Oftmals geht die Torsade spontan ohne äußere Einwirkung wieder in einen regelmäßigen Herzrhythmus über.

Besteht eine akute Gefährdung?
Hochgradige Gefährdung durch Ausfall der kardialen Pumpleistung, oft mit Synkopen verbunden.

Vorläufer gefährlicherer Rhythmusstörungen?
Oft Übergang in Kammerflimmern.

Akute Notfallmaßnahmen
Bei längerem Anhalten mit Versagen der Pumpleistung erfolgt wie bei Kammerflattern und -flimmern an erster Stelle die Defibrillation. Es ist zu beachten, daß oft nach kurzer Zeit die Torsade rezidiviert.
Die durchzuführenden Maßnahmen entsprechen grundsätzlich denen beim Kammerflimmern (s. S. 47) oder Kammerflattern (s. S. 43). Zusätzlich ist aber bei der Torsade zu beachten:
Diese Arrhythmie tritt oft bei verlängerter QT-Zeit (z. B. angeboren oder als Folge diverser Medikamente wie Chinidin und andere Antiarrhythmika, Antidepressiva, Antihistaminika) oder bei Kalium- oder Magnesiummangel auf. Bei der Behandlung muß mit einer weitgehenden Resistenz gegenüber Antiarrhythmika gerechnet werden. Bewährt hat sich die Gabe von Magnesium i.v. (16–40 mval) als Bolus, dann 8 mval/h für 10 h am Tag.
Die Gabe von Sympathomimetika (Adrenalin, Orciprenalin) ist bei Torsade potentiell nicht ungefährlich und sollte nur erfolgen, wenn andere Maßnahmen nicht effektiv sind. Bei Bradykardie sollte unbedingt eine Pacemaker-Behandlung erfolgen, da bradykarde Grundrhythmen das Auftreten der Torsade begünstigen.

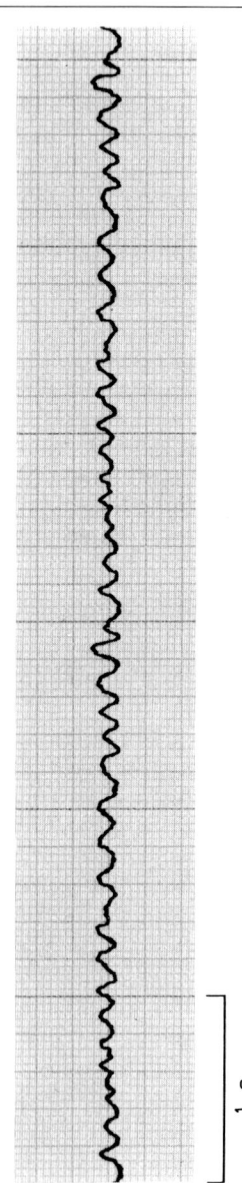

1 s

46

4.9 Kammerflimmern

Definition

hier erfolgen hochfrequente, unregelmäßige Depolarisationen der Kammermuskulatur, wodurch die Synchronität der Kammererregungen völlig aufgehoben ist. *Die Blutförderung steht still.*

EKG-Charakteristika

Völlig unregelmäßige Wellen, vorwiegend kleine Amplitude; QRS-Komplexe, T-Wellen und P-Zacken sind nicht mehr erkennbar.

Besteht eine akute Gefährdung?

Bei Kammerflimmern besteht ein totaler Kreislaufstillstand. Wird dieser Kreislaufstillstand nicht innerhalb von maximal 4 min behoben, so treten irreversible Schäden und der biologische Tod ein.

Akute Notfallmaßnahmen

Defibillation und kardiopulmonale Wiederbelebung (s. S. 95–98). Zu Beginn, wenn innerhalb der ersten Minute nach Eintritt der Arrhythmie möglich, Versuch mit präkordialem Faustschlag.

Klassifikation ventrikulärer Extrasystolen (ES) nach Lown u. Wolf (1971)

0 Keine ES
1 Gelegentliche, isolierte, monomorphe ventrikuläre ES < 30/h
2 Häufige monotope ventrikuläre ES, > 1/min, > 30/h
3a Polytope ventrikuläre ES
3b Ventrikuläre ES in Bigeminusform
4 Repetitive ventrikuläre Extrasystolen
4a Couplets, Paarbildungen
4b Salve von mindestens 3 konsekutiven ventrikulären ES
5 Frühzeitige ventrikuläre ES mit R-auf-T-Phänomen

4.10 Lown-Klassifikation

Die Wahrscheinlichkeit einer lebensbedrohlichen Situation durch ventrikuläre Rhythmusstörungen steigt mit der Komplexität, aber auch der Häufigkeit dieser Arrhythmien. Auf der Grundlage einer Beobachtungszeit von 24 h gibt die Klassifikation der Rhythmusstörungen nach Lown u. Wolf von 1971 eine Einteilung, nach der *eine Gefährdung grob abgeschätzt werden kann.* Sie hat den Nachteil, daß sie bei den sog. komplexen Rhythmusstörungen der Gruppen 3–5 die Häufigkeit der Arrhythmien nicht mit einbezieht. Diese ist aber für die Bewertung der Gefährdung von großer Wichtigkeit.

So werden ventrikuläre Extrasystolen dann besonders bedeutsam, wenn sehr viel mehr als 30 Extrasystolen pro Stunde oder in jeder der 24 h mehr als 30 Extrasystolen beobachtet werden. Der Bigeminus wird erst in den letzten Jahren gesondert klassifiziert. Bei polytopen Extrasystolen ist zu berücksichtigen, wieviel verschiedene Formen auftreten.

Ebenfalls steigt mit der Dauer von Salven und einer eventuellen Polytopie während der Tachykardie die Gefährdung. Bei allen Rhythmusstörungen hängt die Prognose mehr von der Schwere der Funktionsstörung des linken Ventrikels als von der Zahl der Extrasystolen ab.

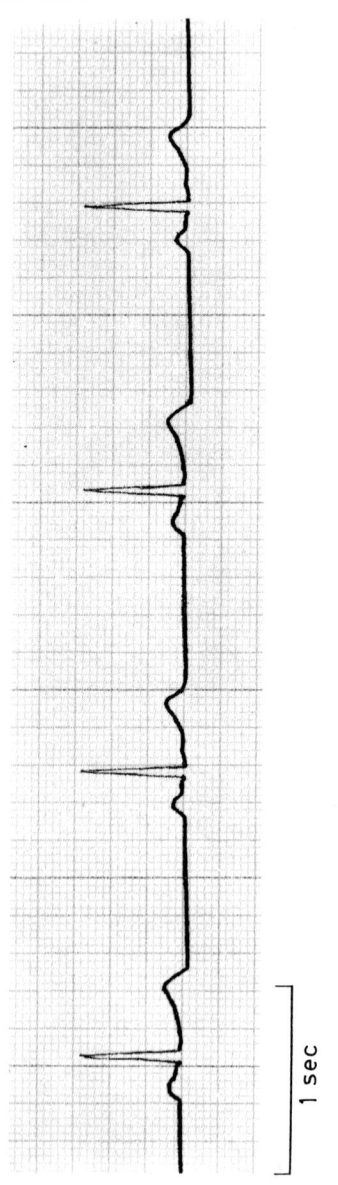

1 sec

50

5 Bradykarde Herzrhythmusstörungen

5.1 Sinusbradykardie

Definition

Eine Sinusbradykardie liegt vor, wenn die Frequenz des Sinusrhythmus unter 60/min absinkt.

EKG-Charakteristika

Wie beim Sinusrhythmus (s. S. 5), die Frequenz beträgt jedoch unter 60/min.

Besteht eine akute Gefährdung?

In der Regel ist eine Sinusbradykardie ein harmloses Symptom bei *Vagotonie* (z.B. bei Sportlern). Eine Sinusbradykardie tritt auch beim frischen *Myokardinfarkt* häufig auf. In diesen Fällen führt sie zu einer Gefährdung des Patienten durch Verminderung der Förderleistung des Herzens und Begünstigung anderer Herzrhythmusstörungen.

Vorläufer gefährlicher Rhythmusstörungen?

In der akuten Phase des Herzinfarktes treten während einer Sinusbradykardie leicht ventrikuläre Arrhythmien (Extrasystolen, Tachykardien, im Extremfall Kammerflimmern) auf.

Akute Notfallmaßnahmen

sind nur bei frischem Herzinfarkt mit einer Frequenz unter 50/min bzw. bei Hypotension und Extrasystolie bei Herzfrequenz unter 60/min angebracht.

Therapie der Wahl: Atropin (0,5), 1 bis 2 mg intravenös. Man beachte: Niedrige Dosen von Atropin können als „paradoxe" Wirkung eine Verstärkung der Bradykardie zur Folge haben.

β-adrenerge Pharmaka (z. B. Orciprenalin) sollten wegen der Gefahr der Aktivierung ventrikulärer Reizbildungszentren nur bei Versagen von Atropin gegeben werden (s. S. 94).

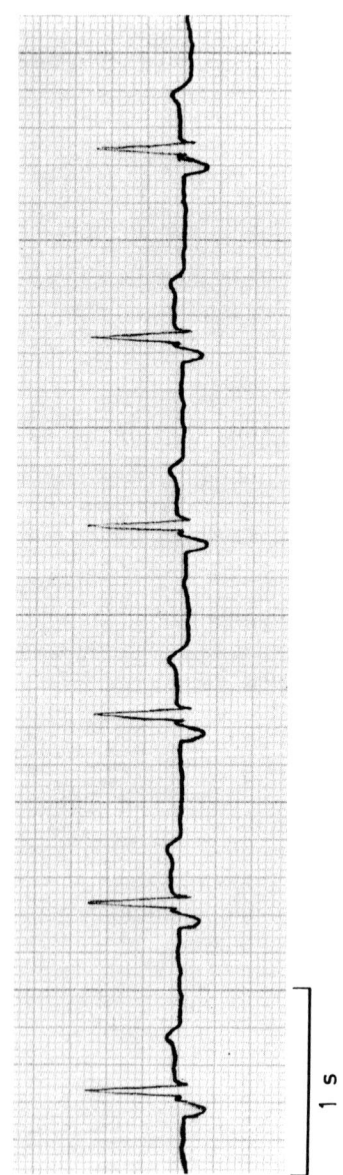

1 s

5.2 Koronarsinusrhythmus

Definition
Vorwiegend bradykarder Herzrhythmus mit Reizursprung in den kammernahen Vorhofabschnitten (meist in der Nähe des Sinus coronarius = Einmündung der großen Herzvene in den rechten Vorhof).

EKG-Charakteristika
Negative P-Zacken gehen mit kurzer Überleitungszeit (um 0,12 s) den Kammeraktionen voraus.

Besteht eine akute Gefährdung?
Nein.

Vorläufer gefährlicher Rhythmusstörungen?
Nein.

Akute Nofallmaßnahmen
Wie bei der Sinusbradykardie (s. S. 51).

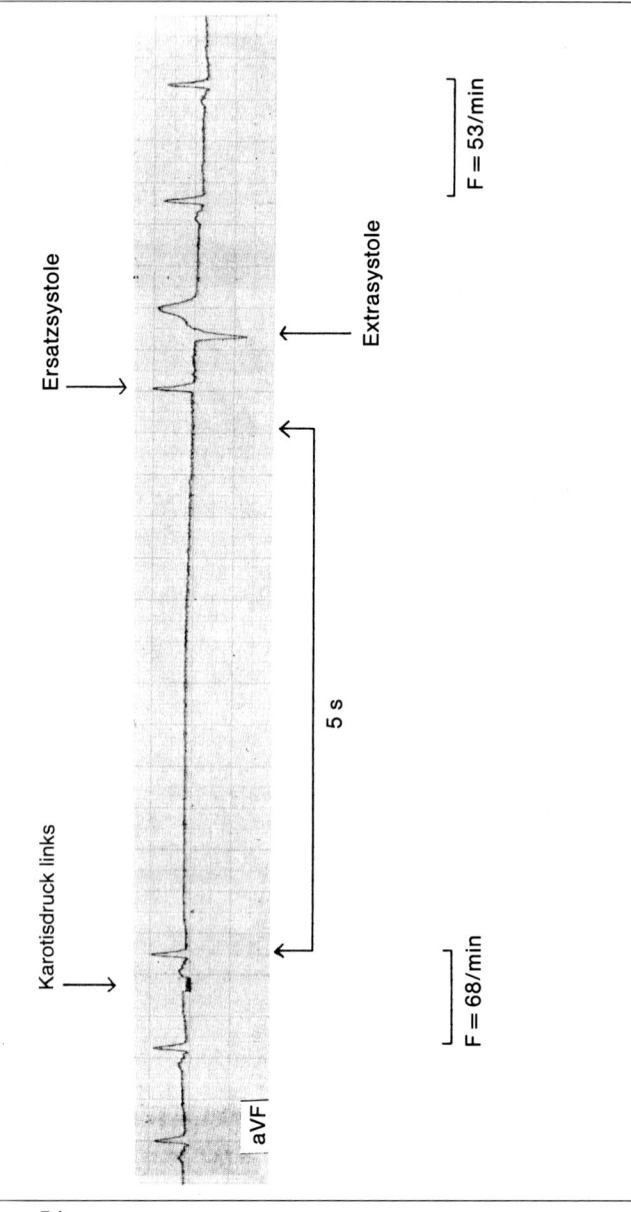

Karotisdruck links

Ersatzsystole

Extrasystole

5 s

F = 68/min

F = 53/min

aVF

5.3 Hypersensibler Karotissinus

Definition
Durch mechanische Reizung des Karotissinus (z.B. Kopfdrehung, enge Kragen etc.) ausgelöste, übermäßige Tonussteigerung des N. depressor und damit des Parasympathikus mit abrupter Bremsung des Sinusknotens, seltener der AV-Überleitung oder mit Blutdruckabfall.

EKG-Charakteristika
Bei leichter Massage des linken *oder* des rechten Karotissinus unter dem Kieferwinkel wird das EKG registriert. Dabei zeigt sich ein Ausbleiben der Vorhof- und damit der Kammererregung über mehrere Sekunden. Nicht selten kommen die ersten Kammererregungen durch Reizbildung in sekundären oder tertiären Reizbildungszentren als Ersatz für eine Sinuserregung (Ersatzsystole) zustande, bis der Sinusknoten seine Funktion wieder aufnimmt.

Besteht eine akute Gefährdung?
Durch die Asystolie kommt es zu *Benommenheit, Schwindel* oder auch *Bewußtlosigkeit.* Meist ist die Bewußtlosigkeit aber nur von kurzer Dauer (Synkope).

Vorläufer gefährlicher Rhythmusstsörungen?
Viele Patienten mit hypersensiblem Karotissinus weisen eine Beziehung zum Sinusknotensyndrom (= Syndrom des kranken Sinusknotens) auf, da hier bisweilen schon geringe Tonussteigerungen des Parasympathikus ausreichen, einen Sinusstillstand herbeizuführen.

Akute Notfallmaßnahmen
Atropin 1,0–2,0 mg intravenös. Bei Versagen Behandlung wie AV-Block 3. Grades (s. S. 67). Schrittmachertherapie ist häufig nicht zu umgehen.

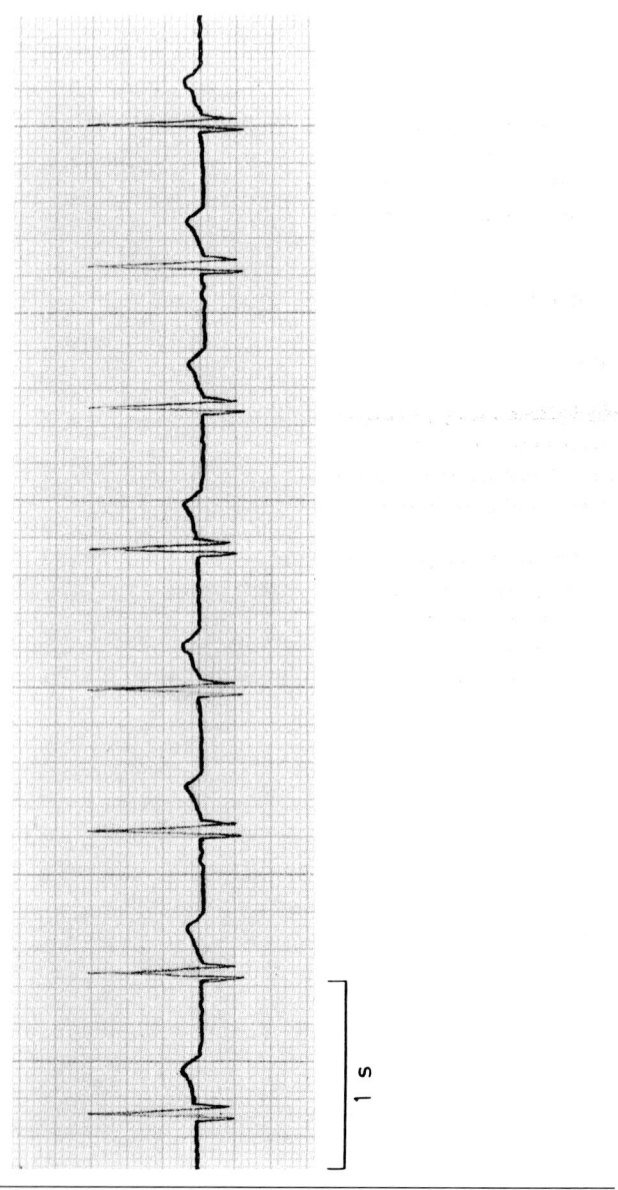

1 s

56

5.4 Knotenrhythmus

Definition
Vorwiegend bradykarder Herzrhythmus mit Reizursprung in der Region um den AV-Knoten.

EKG-Charakteristika
Die von der Knotenregion ausgehenden Erregungen werden retrograd auf die Vorhöfe übergeleitet, wodurch die *P-Wellen negativ* werden. Diese können kurz vor ($< 0,12$ s) oder nach dem QRS-Komplex sichtbar werden; wenn sie während des QRS-Komplexes auftreten (wie in unserem Beispiel), sind keine P-Wellen erkennbar.

Besteht eine akute Gefährdung?
In der Regel nicht.

Vorläufer gefährlicher Rhythmusstörungen?
Nein.

Akute Notfallmaßnahmen
Wie bei Sinusbradykardie (s. S. 51).

5.5 AV-Blockierungen

Definition

Eine atrioventrikuläre (AV) Überleitungsstörung (= Block) liegt vor, wenn die *Erregungsleitung von den Vorhöfen zur Kammer über die Norm verzögert oder aufgehoben ist.* Nach dem Ausmaß der Leitungsstörung unterscheidet man drei Blockierungsgrade:

Beim AV-Block 1. Grades werden alle Vorhoferregungen zur Kammer hin übergeleitet, jedoch mit einer Verzögerung von mehr als 0,2 s.

Beim AV-Block 2. Grades wird nur ein Teil der Vorhoferregungen auf die Kammer übergeleitet. Beim *Typ I* (Wenckebach) verlängert sich die Überleitungszeit periodisch bis zum Ausfall einer Überleitung, beim *Typ II* (Mobitz) bleibt die Überleitungszeit konstant und in regelmäßigen Abständen wird eine Erregung nicht mehr auf die Kammer übergeleitet. Der Ausfall von Kammererregungen steht meist in einem konstanten Verhältnis zur Zahl der Vorhofaktionen (2:1-Block, 3:1-Block etc.).

Beim AV-Block 3. Gardes wird keine Vorhoferregung mehr zur Kammer hin übergeleitet. Die Erregung der Kammern erfolgt durch ein kammereigenes Reizbildungszentrum mit niedriger Frequenz.

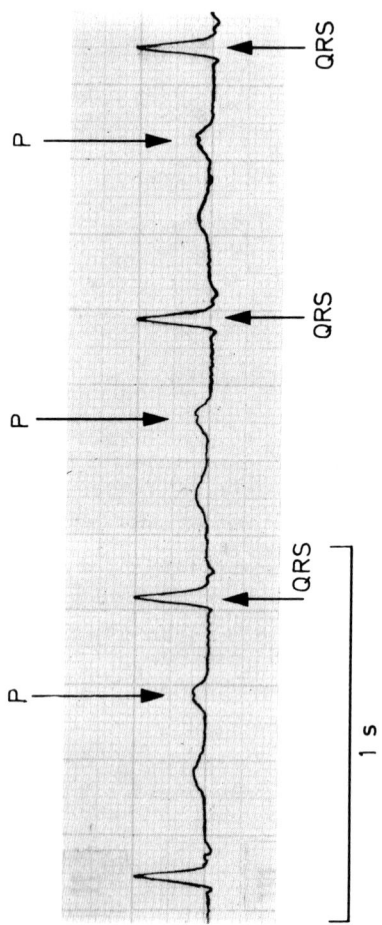

5.5.1 AV-Block 1. Grades

EKG-Charakteristika

Regelmäßige Vorhof- und Kammeraktionen. Die PQ-Zeit ist auf über 0,2 s verlängert.

Besteht eine akute Gefährdung?

Nein. Ähnlich wie bei Sinusbradykardie ist ein AV-Block 1. Grades bei gesunden, trainierten Personen ein häufiges Zeichen erhöhter Vagotonie.

Vorläufer gefährlicher Rhythmusstörungen?

Ein AV-Block 1. Grades signalisiert im Rahmen akuter Herzerkrankungen die *Gefahr des Überganges in einen AV-Block höheren Grades*, insbesondere wenn er kombiniert mit zusätzlichen Störungen der intraventrikulären Erregungsleitung (Schenkelblock oder Hemiblock) auftritt.

Akute Notfallmaßnahmen

Bei akuten Herzerkrankungen ist eine intensive Überwachung notwendig, um die Entwicklung höhergradiger Blockierungen rechtzeitig zu erkennen.

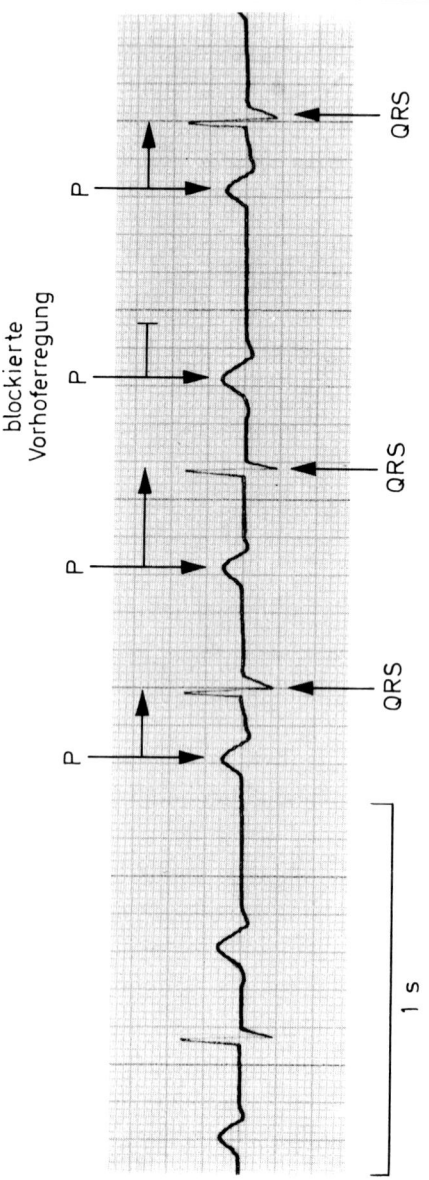

blockierte Vorhoferregung

P → QRS

P

P → QRS

P → QRS

1 s

62

5.5.2 AV-Block 2. Grades (Typ I, Wenckebach-Periodik)

EKG-Charakteristika

Innerhalb einer Periodik wächst der Abstand zwischen P und QRS von dem ersten zum zweiten P, bei den nächsten Herzaktionen verzögert sich die Übeleitungszeit immer weiter, bis schließlich ein P (im Beispiel das dritte) nicht mehr zur Kammer hin übergeleitet wird. Dann „erholt" sich der AV-Knoten wieder und leitet das erste P wieder mit normaler Zeit über. Der Vorgang wiederholt sich wie oben geschildert periodisch. Im Einzelfall kann die Zahl der Herzschläge innerhalb einer Periode verschieden sein.

Besteht eine akute Gefährdung?

Nein.

Vorläufer gefährlicher Rhythmusstörungen?

Selten, ein Übergang in AV-Blockierungen höheren Grades wird nur in wenigen Fällen beobachtet.

Akute Notfallmaßnahmen

Da diese Blockierungsform häufig durch Digitalis verursacht wird, ist die Therapie zu überprüfen. Vorübergehend kann Atropin zur Verminderung der Blockierung eingesetzt werden.

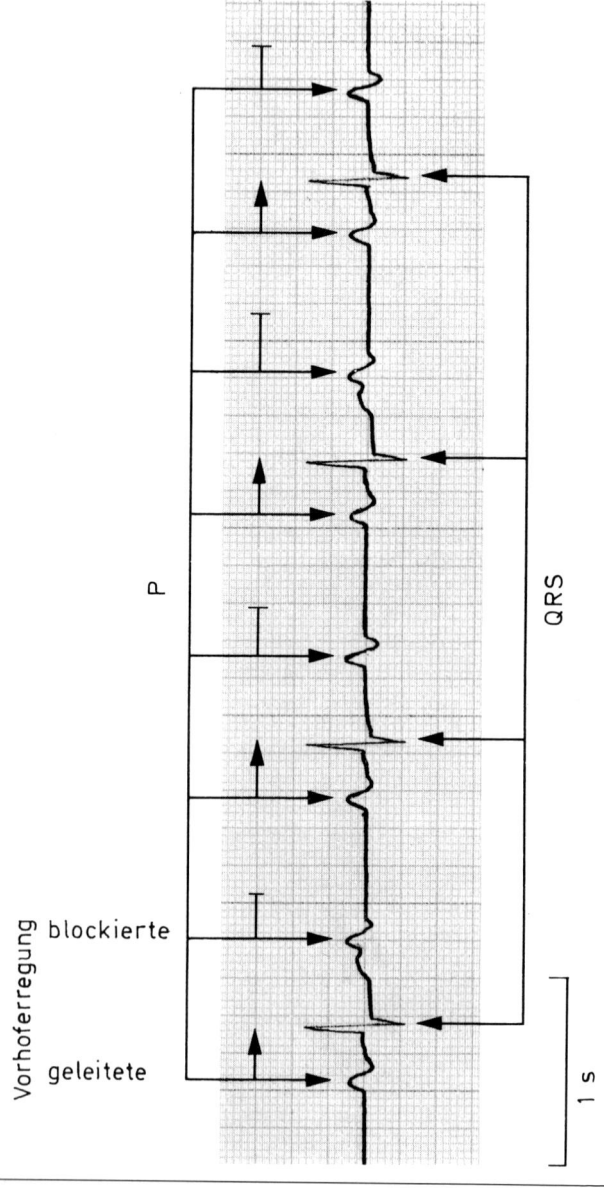

Vorhoferregung

geleitete

blockierte

P

QRS

1 s

64

5.5.3 AV-Block 2. Grades (Typ II, Mobitz)

EKG-Charakteristika

Nur jede zweite (wie in unserem Beispiel) oder dritte Vorhoferregung wird auf die Kammer hin übergeleitet. Die Leitungszeit der geleiteten Schläge ist konstant. Es resultiert eine deutliche ventrikuläre Bradykardie.

Besteht eine akute Gefährdung?

Dies hängt vom Blockierungsgrad und der hierdurch bestimmten Frequenz der Kammern ab.

Vorläufer gefährlicher Rhythmusstörungen?

Ein *Übergang in einen totalen AV-Block ist möglich* und viel häufiger als beim Typ I; dabei besteht dann die Gefahr, daß es zum Morgagni-Adams-Stokes-Syndrom kommt.

Akute Notfallmaßnahmen

Diese richten sich nach der effektiven Kammerfrequenz. Eine Frequenzanhebung mit Atropin gelingt nur in wenigen Fällen, so daß meist auf die Anwendung von Orciprenalin zurückgegriffen werden muß. Wenn möglich, soll eine Schrittmacherbehandlung vorgesehen oder vorgenommen werden (s. S. 96).

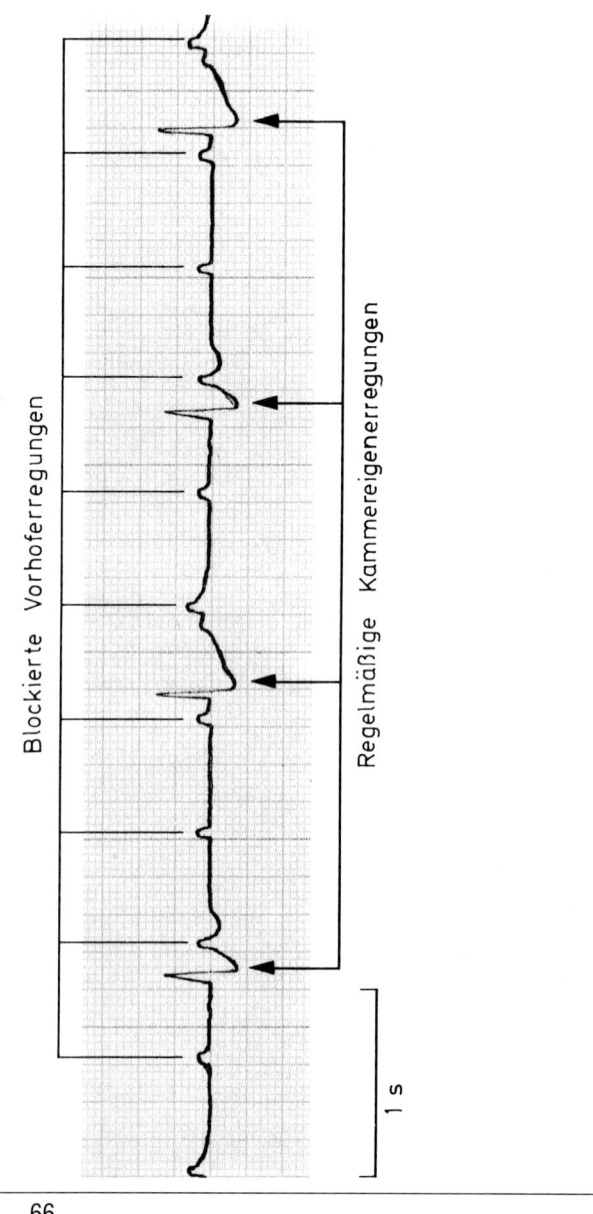

Blockierte Vorhoferregungen

Regelmäßige Kammereigenerregungen

1 s

66

5.5.4 AV-Block 3. Grades

Kompletter oder totaler AV-Block.

EKG-Charakteristika

Die Vorhöfe schlagen regelmäßig mit normaler oder etwas erhöhter Frequenz. Da die Überleitung zur Kammer total blockiert ist, sind völlig unabhängig hiervon regelmäßige Kammeraktionen mit langsamer Frequenz sichtbar. Infolge des Ursprungs in einem ventrikulären Zentrum sind die Komplexe meist schenkelblockartig verbreitert. Wenn die Reizbildungszentren in den Ventrikeln versagen, so können über kürzere Dauer die QRS-Komplexe völlig ausfallen und nur noch die P-Zacken sichtbar sein (Kammerasystolie). Fällt auch die Vorhoftätigkeit aus, so liegt eine völlige Asystolie vor (isoelektrische Linie im EKG).

Besteht eine akute Gefährdung?

Beim plötzlichen Eintreten eines totalen AV-Blocks hängt das Schicksal des Patienten von der Zeit ab, die ein Ersatzzentrum in den Kammern benötigt, um die Schrittmacherfunktion des Herzens zu übernehmen (die sog. präautomatische Phase, in der eine ventrikuläre Asystolie besteht). Bei *nicht rechtzeitigem Einspringen eines Ersatzzentrums kommt es durch Kreislaufstillstand zum Morgagni-Adams-Stokes-Syndrom und bis hin zum Tod des Patienten.*
Besteht ein totaler AV-Block schon längere Zeit, so ist ohne Behandlung die Gefahr eines plötzlichen Todes gegeben, wahrscheinlich infolge Aussetzen des Kammereigenrhythmus.

Vorläufer gefährlicher Rhythmusstörungen?

Es besteht die Gefahr einer Kammerasystolie oder einer so starken Bradykardie, daß es zum Auftreten eines Morgagni-Adams-Stokes-Syndroms kommt.

Akute Notfallmaßnahmen

Diese sind notwendig, wenn Zeichen akuter zerebraler Mangeldurchblutung wie Schwindelanfälle, Bewußtseinsverlust oder Morgagni-Adams-Stokessche Anfälle auftreten und zielen auf eine Steigerung der Kammerfrequenz.
Medikamentös kann Orciprenalin als Injektion oder Infusion versucht werden, sobald irgend möglich muß die viel sicherere und effektive Schrittmacherbehandlung (s. S. 96) eingeleitet werden.

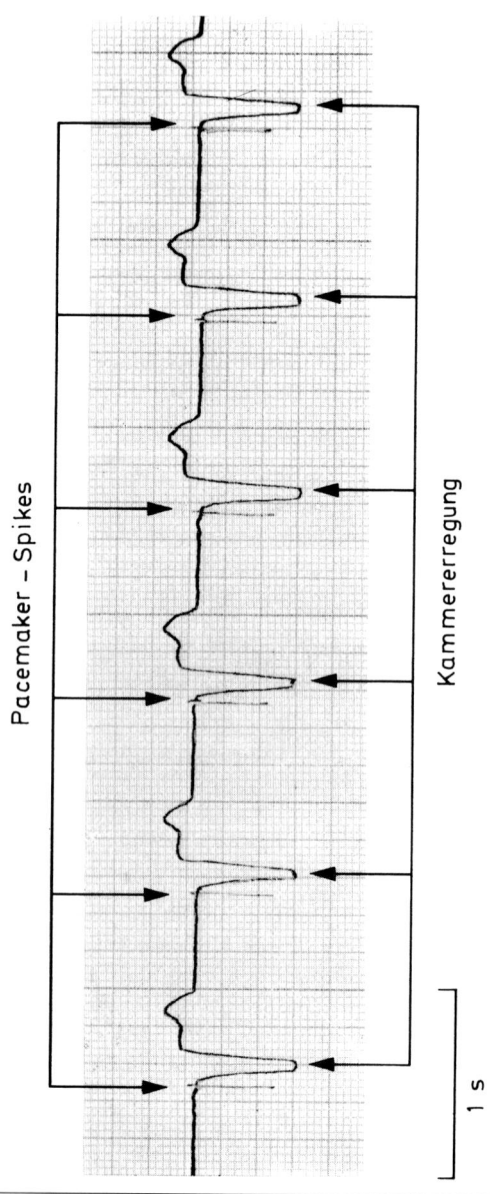

Pacemaker – Spikes

Kammererregung

1 s

5.6 Regelmäßiger Schrittmacherrhythmus

Definition
Die Kammermuskulatur wird über eine Schrittmacherelektrode durch einen elektrischen Impulsgeber (Pacemaker) stimuliert, wenn die Frequenz der Spontanerregungsbildung zu niedrig ist.

EKG-Charakteristika
Vor jedem QRS-Komplex erkennt man den *scharfen „Spike" des elektrischen Schrittmacherimpulses.* Alle Herzschläge werden durch den Schrittmacher ausgelöst. Eigenaktionen des Herzens, die vom Schrittmacher unabhängig sind, sind nicht zu erkennen.

Die QRS-Komplexe sind schenkelblockartig verbreitert.

Der regelmäßige, schrittmacherinduzierte Kammerrhythmus hat bei Patienten mit schweren bradykarden Herzrhythmusstörungen eine lebenserhaltende Funktion.

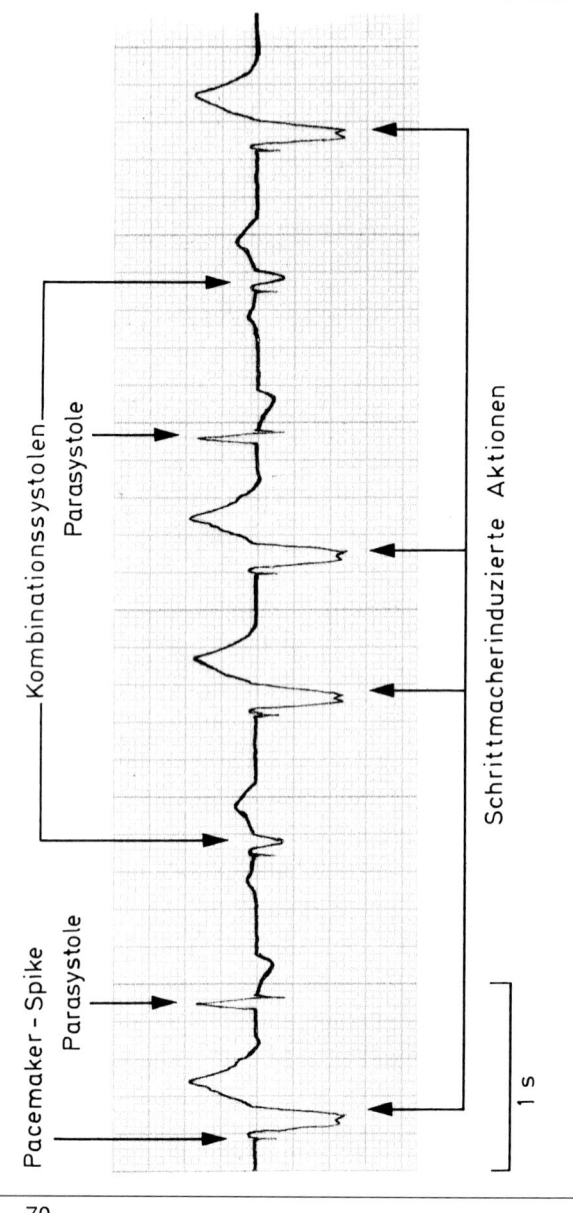

Pacemaker - Spike

Parasystole

Parasystole

Kombinationssystolen

Schrittmacherinduzierte Aktionen

1 s

70

5.7 Schrittmacherrhythmus mit Parasystolen

Definition
Zwei Erregungsbildungszentren (1. der elektrische Schrittmacher mit starrer Frequenz und 2. eine spontane Reizbildung im Herzen) konkurrieren um die Erregung der Kammern.

EKG-Charakteristika
Regelmäßige (starrfrequente) Schrittmacherspikes. Nur die breiten, schenkelblockartig verformten QRS-Komplexe sind jedoch als vom Schrittmacher induzierte Herzaktionen anzusehen. Die schmalen QRS-Komplexe stellen Eigenerregungen des Herzens dar, wobei auch kombinierte Systolen beobachtet werden können, die sowohl durch Eigenerregung als auch durch Schrittmacherimpulse ausgelöst sind.

Besteht eine akute Gefährdung?
Meist nicht.

Vorläufer gefährlicher Rhythmusstörungen?
Durch *Einfall der Schrittmacherimpulse in die vulnerable Phase* der Parasystole (Bereich der T-Welle) kann es zu Salven von Extrasystolen und selten einmal zum Auftreten von Kammerflimmern kommen. Parasystolie kann durch die Verwendung von Demand-Schrittmachern vermieden werden.

Akute Notfallmaßnahmen
sind in der Regel bei Parasystolien nicht notwendig. Durch entsprechende Programmierung des Schrittmachers würde das Herz mehr durch den Spontanrhythmus stimuliert werden.

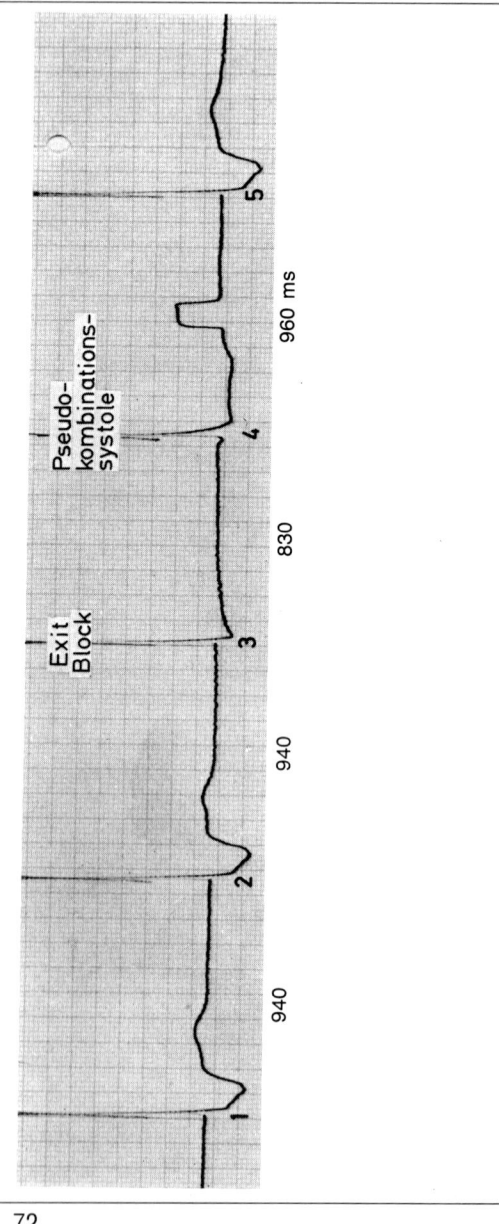

Exit Block

Pseudo-
kombinations-
systole

940   940   3   830   960 ms   5

72

5.8 Schrittmacherrhythmus mit Exit-Block

Definition
Regelmäßiger Einfall von Schrittmacherimpulsen, denen zeitweise oder immer keine Kammeraktionen folgen.

EKG-Charakteristika
Die Kammeraktionen 1 und 2 sind durch den Schrittmacher hervorgerufen. Der Impuls 3 folgt im gleichen Abstand von 930 ms, einer Frequenz von 63/min entsprechend. Der nächste Impuls ist durch eine in kürzerem Abstand einfallende Kammereigenerregung getriggert (Pseudo-Kombinationssystole). Wenn der Abstand zwischen Impuls 3 und 4 ebenfalls 940 ms betragen würde, bei ähnlich konfiguriertem Kammerkomplex, würde es sich um eine echte Kombinationssystole handeln. Bei den heute überwiegend eingesetzten inhibierten Schrittmachertypen entfällt der Impuls bei früher einsetzender Kammererregung.

Besteht eine akute Gefährdung?
Ja, aus zwei Gründen:
1. Exit-Block; es besteht die *Gefahr, daß die Überleitungsstörung vollständig wird*, also gar keine Impulse des Schrittmachers mehr übergeleitet werden. Die Gefährdung hängt dann von der Grundstörung des Rhythmus ab, die vor der Schrittmacherimplantation bestand. Man kann sich aber nicht darauf verlassen, daß ein vor Implantation noch ausreichender Eigenrhythmus bei Ausfall der Impulse auch wieder einsetzt.
2. Die Impulsfrequenz von 63/min zeigt eine *Erschöpfung der Batterie* an, da die Impulsfrequenz 70/min betragen sollte. Es besteht also die Gefahr, daß auch die Impulsbildung im Schrittmacher bald aufhört.
Dieser Parameter ist nur zu beurteilen, wenn die normale Impulsfrequenz bekannt ist. Bei den zunehmend verwendeten programmierbaren Schrittmachern ist die genaue Protokollierung der Schrittmacherdaten und das Mitführen des Schrittmacherausweises durch den Patienten wichtiger als früher geworden.

Vorläufer gefährlicher Rhythmusstörungen?
Da der Schrittmacher durch Exit-Block und Frequenzabfall ausfallen kann, droht eine Bradykardie eventuell mit Morgagni-Adams-Stokes-Anfall.

Akute Notfallmaßnahmen
Schrittmacher-Revision einleiten. Bei stark abfallender Herzfrequenz Maßnahmen s. S. 96.

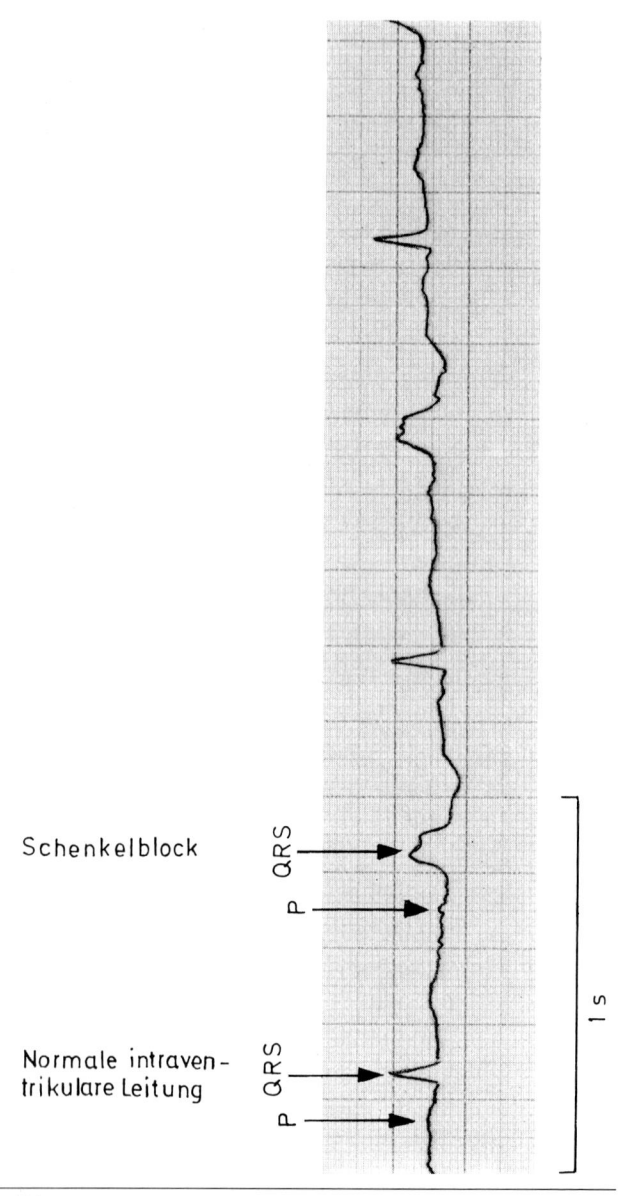

Schenkelblock

QRS

P

1 s

Normale intraven-
trikulare Leitung

QRS

P

6 Intermittierender Schenkelblock

Definition

Ein Schenkelblock ist durch die Unterbrechung eines der beiden Tawara-Schenkel (vergl. S. 5) bedingt.

Die Erregung breitet sich nicht über die spezifischen Leitungsbahnen des betreffenden Herzabschnittes, sondern über die Kammermuskulatur aus. Da die muskuläre Erregungsleitung wesentlich langsamer verläuft, wird die Phase der Erregungsausbreitung (= QRS-Komplex) im EKG verbreitert.

Beim intermittierenden Schenkelblock ist die Unterbrechung der Erregungsleitung reversibel. Wenn er nur bei einigen Kammerkomplexen auftritt, entsteht bei oberflächlicher Betrachtung der Eindruck einer Rhythmusstörung.

EKG-Charakteristika

Jedem QRS-Komplex geht in normalem Abstand eine P-Zacke voraus, es liegt ein regelmäßiger Sinusrhythmus vor.

Einige QRS-Komplexe sind normal konfiguriert, einige schenkelblockartig verbreitert.

Besteht eine akute Gefährdung?

Die Entwicklung eines Schenkelblocks zeigt dann eine *akute Gefährdung* an, wenn sie *während der Applikation eines Antiarrhythmikums oder im Verlaufe eines akuten Herzinfarktes* auftritt. Bei Progredienz muß mit der Entwicklung einer totalen Blockierung der Vorhof-Kammerleitung gerechnet werden.

	Extremitäten- ableitungen		Brustwand- ableitungen
Initial- stadium		a	
		b	
		c	
Frisches (1.) Stadium		d	
Zwischen- stadium		e	
		f	
Folge- stadium (2.Stadium)		g	
		h	
Endstadium		i	

7 Herzinfarkt

7.1 Stadieneinteilung

Definition

Unter dem Herzinfarkt versteht man einen plötzlichen Untergang eines größeren Areals von Herzmuskelgewebe.

Eine *Notfallsituation* beim frischen Herzinfarkt entsteht durch Versagen des Herzens als Pumpe:

a) durch den *Ausfall eines sehr großen Muskelbezirks* (kardiogener Schock) oder

b) durch *Störung der Herzschlagfolge*.

Im akuten Stadium ist der Herzinfarkt durch typische EKG-Veränderungen gekennzeichnet. Nach der Lokalisation sind diese EKG-Veränderungen entweder in den Brustwandableitungen vorherrschend (Vorderwandinfarkt) oder in den Extremitätenableitungen III (II), aVF (Hinterwandinfarkt). Die typischen Veränderungen lassen sich nach Heinecker in mehrere Stadien aufteilen:

Initialstadium. Dieses Stadium ist durch hohe spitze T-Wellen (+ oder –), das sog. „Erstickungs-T", gekennzeichnet. In diesem nur selten erfaßten Stadium ist es oft noch nicht möglich zu entscheiden, ob die EKG-Veränderungen sich zurückbilden oder zu einem typischen Infarktbild fortschreiten werden. Ohne Vergleichs-EKG liegt das Problem vor allem darin, die beginnenden Veränderungen der T-Welle als Veränderungen gegenüber dem Normalen zu erkennen. Meist ist aber auch schon eine leichte ST-Hebung vorhanden (s. S. 80), so daß bei entsprechendem klinischem Bild der Infarktverdacht ausgesprochen werden kann.

Frisches Stadium (1. Stadium). Die meisten Patienten werden in diesem Stadium vom Arzt zuerst gesehen. Es ist durch die typische Anhebung der ST-Strecke gekennzeichnet (monophasische Deformierung). In den nicht betroffenen „gegenüberliegenden" Ableitungen kommt es zu einer markanten ST-Senkung: I und V_{2-4} beim Hinterwandinfarkt, II, III, aVF beim Vorderwandinfarkt = indirekte Infarktzeichen.

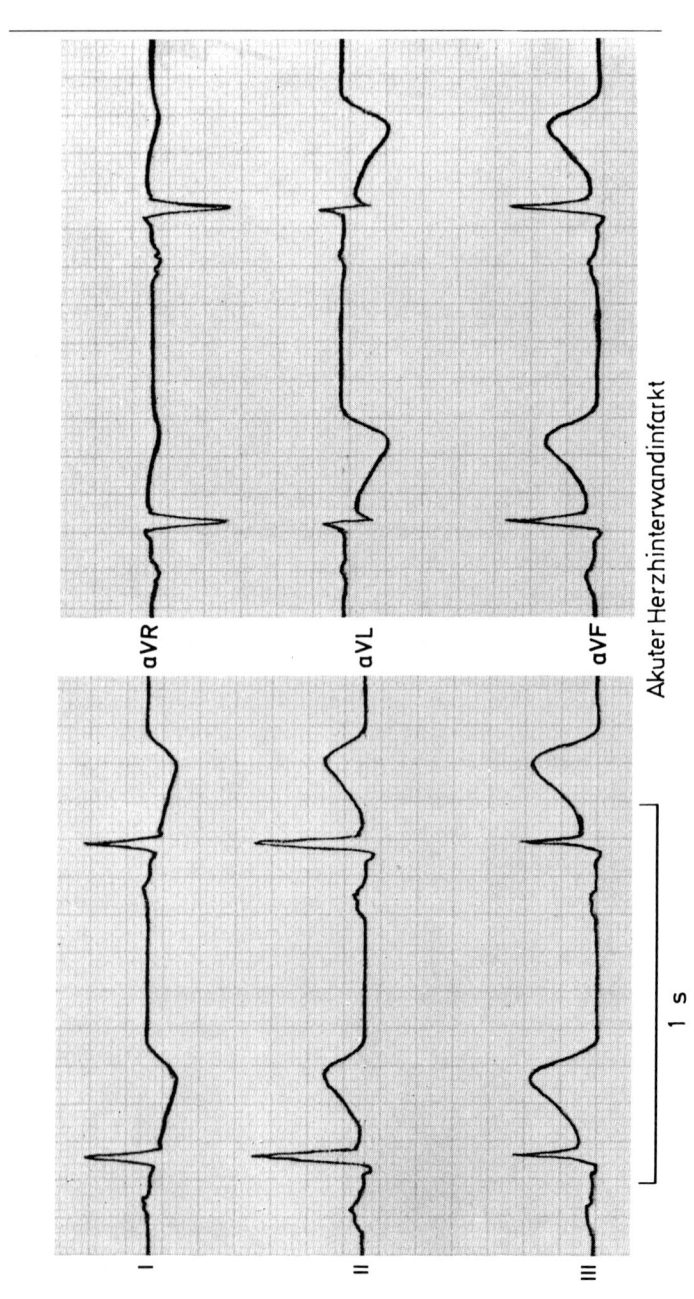

Akuter Herzhinterwandinfarkt

Zwischenstadium. Hier beginnt der Übergang zum zweiten Stadium. Die ST-Streckenhebung geht zurück. die T-Negativierung beginnt, breite Q-Zacken bilden sich als Zeichen der Herzmuskelnekrose aus.

Folgestadium (2. Stadium). Die akute Phase des Infarkts ist überstanden. Die ST-Strecke ist meist wieder isoelektrisch. Dieses Stadium bleibt lange bestehen.

Endstadium. Dieses Stadium wird meist erst nach längerer Zeit, manchmal gar nicht erreicht. Nur die Q-Zacken bleiben als Narbenzeichen bestehen. R-Zacken sind oft verkleinert und können fehlen (QS-Komplexe).

Für die Erkennung des Vorderwandinfarktes sind die Brustwandableitungen, für die Diagnose des Hinterwandinfarktes die Extremitätenableitungen *unabdingbar*, d.h. bei Verdacht auf einen Infarkt muß stets ein komplettes EKG-Programm durchgeführt werden. Zusätzlich wichtige diagnostische Hilfe geben die klinische Symptomatik und Blutuntersuchungen (CK etc.).

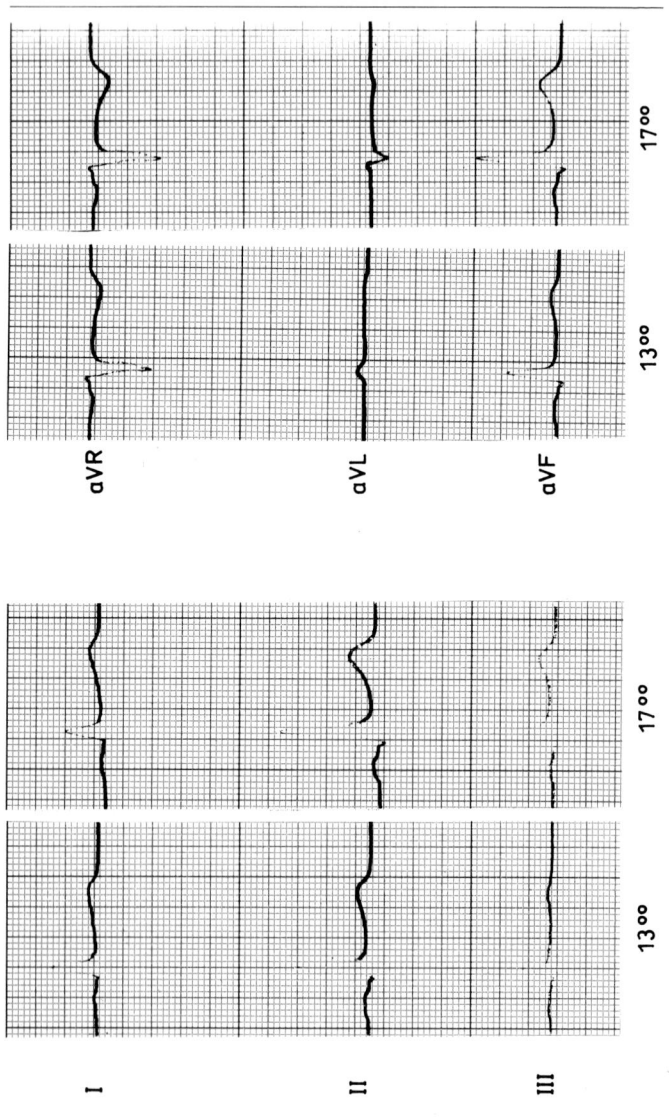

7.2 Hinterwandinfarkt

EKG-Charakteristika

Beim Hinterwandinfarkt lassen sich noch verschiedene Areale differen-
zieren: *posterobasaler Infarkt* (eigentlicher Hinterwandbereich) und
posteroinferiorer Infarkt (diaphragmaler Infarkt). Häufiger ist der po-
steroinferiore Infarkt mit Q über 0,03–0,04 s Breite in III und aVF. Die
Q-Amplitude sollte mehr als 25 % der R-Zacke betragen.
Für den selteneren posterobasalen Infarkt spricht eine Verschiebung des
RS-Übergangs nach rechts mit hohem R schon in V_1 und V_2, höchstes
R in V_2–V_4, im frischen Stadium mit ST-Senkung, im Folgestadium
mit ST-Hebung in diesen Ableitungen. Das Q in III und aVF ist nicht
obligat. Häufig sind Zeichen der Lateralwandbeteiligung zu finden (Q
in I, aVL und V_5 und V_6). Für die Notfalldiagnostik ist auch die
Kenntnis des schwieriger zu diagnostizierenden Posterobasalinfarkts
wichtig, da eine frühzeitige Diagnose des Infarkts eine sofortige Fibrinolyse ermöglicht.

Besteht eine akute Gefährdung?

Rhythmusstörungen sind bei akutem Herzinfarkt außerordentlich häu-
fig. Die Gefährdung durch Rhythmusstörungen nimmt in den ersten
Stunden und Tagen kontinuierlich ab. Sinustachykardien können durch
Erregung, Schmerz, aber auch durch eine Herzinsuffizienz verursacht
sein. Arrhythmien kommen sowohl in tachykarder als auch bradykarder
Form vor, wobei beide Formen gleichzeitig oder schnell wechselnd
auftreten können.
Für den Hinterwandinfarkt sind Sinusbradykardien typisch, sie ver-
schwinden häufig in den ersten Stunden spontan. Behandlung s. S. 94.
AV-Übeleitungsstörungen treten *beim Hinterwandinfarkt 2- bis 4mal
häufiger auf als beim Vorderwandinfarkt.* Am häufigsten kommt es
beim Hinterwandinfarkt zum AV-Block 1. oder 2. Grades. Die Blok-
kierung geht meist innerhalb von Stunden oder Tagen spontan zurück.
Nicht selten entwickelt sich aber aus dem partiellen AV-Block ein
AV-Block 3. Grades.
Die Schrittmacherindikation richtet sich nach der Beeinflußbarkeit
durch Atropin und den hämodynamischen Auswirkungen der Bradykardie.

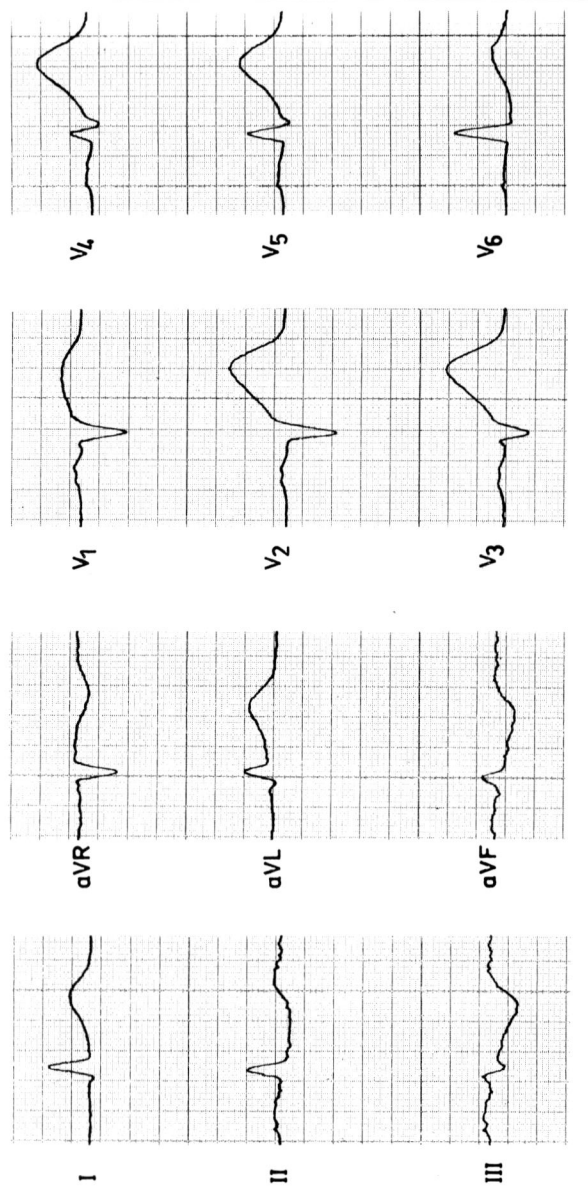

7.3 Vorderwandinfarkt

EKG-Charakteristika

Die Vorderwand ist anhand der Brustwandableitungen am besten zu beurteilen. Diese erlauben eine ungefähre Lokalisation. Nach der Lokalisation kann man verschiedene Formen des Vorderwandinfarktes unterscheiden: Der *Anteroseptalinfarkt* (supraapikal) betrifft V_2 und V_3 (manchmal besser 1–2 Interkostalräume höher abzuleiten). Beim *Spitzeninfarkt* (apikal) sind V_3 und V_4 am ehesten betroffen (manchmal 1–2 ICR tiefer besser abzuleiten). Oft mit Infarktzeichen in III und aVF kombiniert, entsprechend dem diaphragmalen Anteil der Herzspitze. Der *Anterolateralinfarkt* zeigt sich in V_4–V_6 meist als QR-Typ, seltener als QS-Komplex. In I und aVL oft kleines Q, dort auch ST-Hebung und T-Negativität zu finden. Bei großen *Vorderwand-Spitzeninfarkt* reichen die Infarktzeichen von V_1–V_4 oder über die ganzen Brustwandableitungen. Ein QS-Komplex bleibt meist in V_2–V_4 zurück. Infarktzeichen auch in I–(II) und aVL. Beim Vorderwandinfarkt werden die Amplituden in den Extremitätenableitungen häufig kleiner.

Besteht eine akute Gefährdung?

Die Gefährdung durch Rhythmusstörungen und Pumpversagen hängt kaum von der Lokalisation, sondern von der Größe des vom Infarkt betroffenen Myokardbezirks ab. Hinterwandinfarkte sind häufig kleiner als Vorderwandinfarkte, daher kommt es bei letzteren häufiger zu einem Pumpversagen und zu schweren Rhythmusstörungen, die mit dem Funktionsverlust in etwa korrelieren. *Gefährliche Rhythmusstörungen können aber auch von kleinen Infarkten ausgehen.* Kammerflimmern kann plötzlich ohne Vorwarnung durch andere Rhythmusstörungen auftreten.

Die Gefährlichkeit der Rhythmusstörungen richtet sich einmal nach der Art (Lown-Klassifikation, s. S. 49), aber auch nach ihrer Häufigkeit, die von der Lown-Klassifikation in den oberen Gruppen nicht erfaßt wird. Am stärksten scheinen Patienten mit häufigen Couplets oder Salven ventrikulärer Extrasystolen (Lown 4a und 4b) durch Kammerflimmern gefährdet zu sein, weniger die Patienten mit Extrasystolen der Klasse 5 (R auf T).

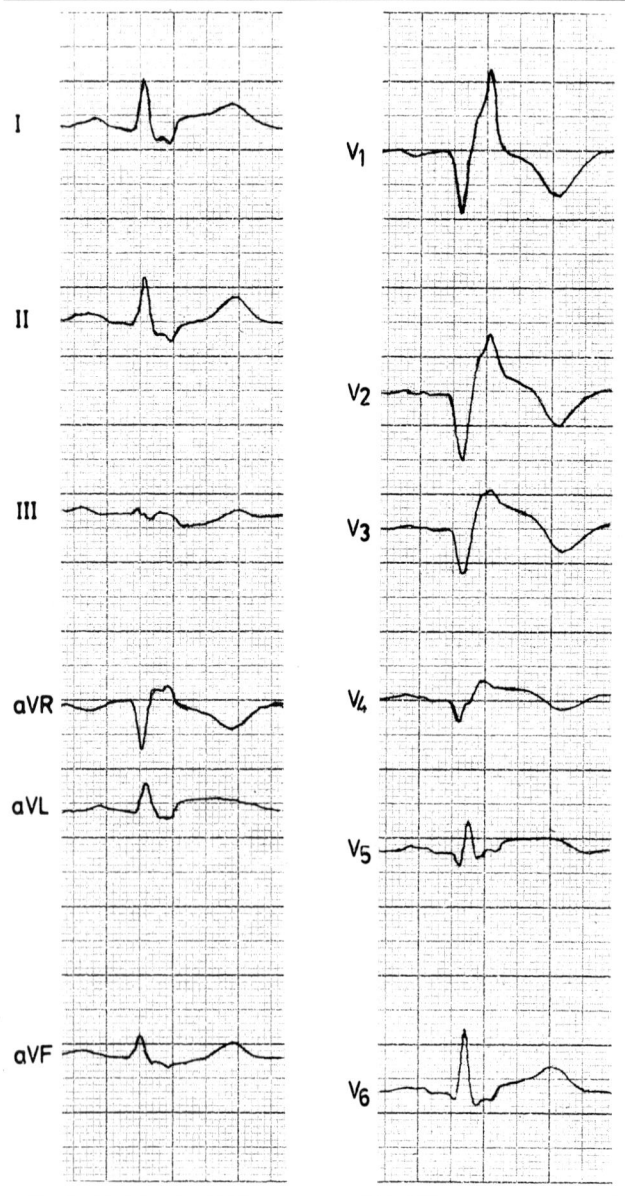

84

7.4 Herzinfarkt mit Schenkelblock

EKG-Charakteristika

Beim *Vorderwandinfarkt* mit Rechtsschenkelblock weisen ein deutliches Q in V_1 und V_2 vor der breiten R-Zacke und eine ST-Hebung bis V_4 oder V_5 mit großer Sicherheit auf einen frischen Infarkt hin (dieses Beispiel).

Besteht ein Linksschenkelblock, ist die Infarktdiagnose aus dem EKG sehr erschwert. Hinweise geben im frischen Stadium ein Q und eine ST-Hebung in I und aVL.

Beim *Hinterwandinfarkt* sind Links- und Rechtsschenkelblock selten. Beim Rechtsschenkelblock ist die Diagnose häufig zu stellen, dies gelingt aber schwieriger als beim Vorderwandinfarkt. Eine oft nur geringe Anhebung von ST in III und aVF wird durch ein Q in diesen Ableitungen den Infarktverdacht fast bestätigen. Beim Linksschenkelblock gibt es Hinweise durch Verstärkung der ST-Hebung in III, II und aVF, evtl. positives T in V_5 und V_6 bei Lateralwandableitungen statt des negativen T bei Linksschenkelblock.

Insgesamt läßt sich *bei Rechtsschenkelblock ein Infarkt eher diagnostizieren als beim Linksschenkelblock.*

Besteht eine akute Gefährdung?

Der *Vorderwandinfarkt* geht häufiger mit einem Schenkelblock einher als der Hinterwandinfarkt. Am ehesten kommt es zum linksanterioren Hemiblock oder zum Rechtsschenkelblock. Der Hemiblock hat keinen Einfluß auf die Letalität, der Rechtsschenkelblock zeigt eine gering erhöhte, der Linksschenkelblock eine stark erhöhte Letalität von 50 %. Die Kombination von linksanteriorem Hemiblock mit einem Rechtsschenkelblock zeigt eine noch höhere Letalität. Beim Vorderwandinfarkt mit Linksschenkelblock ist mit einem Übergang in einen AV-Block 3. Grades in 15 % der Fälle zu rechnen.

Beim *Hinterwandinfarkt* sind Links- und Rechtsschenkelblock selten. Der beim Hinterwandinfarkt häufig zu beobachtende überdrehte Linkstyp darf nicht mit einem Hemiblock verwechselt werden.

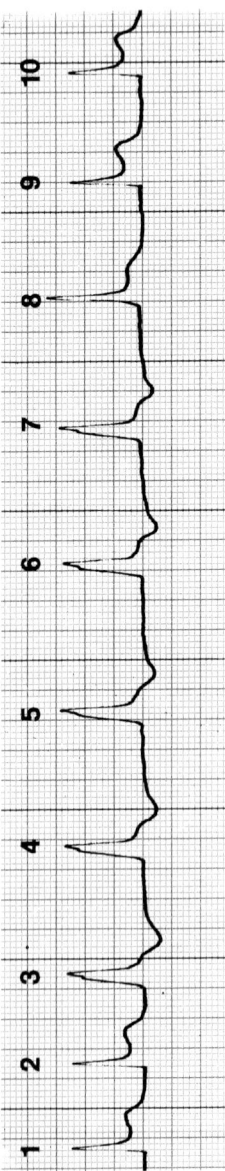

7.5 Änderung des Infarktbildes durch Rhythmusstörungen

Parasysstolie

EKG-Charakteristika

Bei der Parasystolie wirken *zwei Schrittmacher nebeneinander* ohne Rhythmusverknüpfung. Das zweite, tiefer liegende Zentrum arbeitet gewöhnlich mit niedrigerer Frequenz. Im Gegensatz zu einem Extrasystoliezentrum ist es gegenüber der durch den Sinusknoten ausgelösten Erregung schutzblockiert und bleibt daher ungestört. Je nach Frequenz der beiden Zentren kann die Parasystole nur gelegentlich auftreten und imponiert dann als gewöhnliche Extrasystole oder aber zeitweise die Führung übernehmen und einen intermittierenden Schenkelblock nachahmen.

Anhaltende Rhythmusstörungen können das Infarktbild im EKG verändern, auch verschleiern. Im vorliegenden Beispiel übernimmt nach dem 2. Kammerkomplex ein ventrikuläres Reizzentrum bis zum 7. Komplex die Führung (Parasystolie). Beim 8. Schlag verschmilzt die parasystolisch ausgelöste Erregung mit der normalen Erregungsausbreitung (Fusionsschlag). Die Herzschläge 9 und 10 zeigen wieder die normale, vom Sinus ausgehende Erregungsausbreitung mit der infarkttypischen Anhebung der ST-Strecke. Während der Parasystolie ist der Infarkt in dieser Monitorableitung nicht sicher zu erkennen.

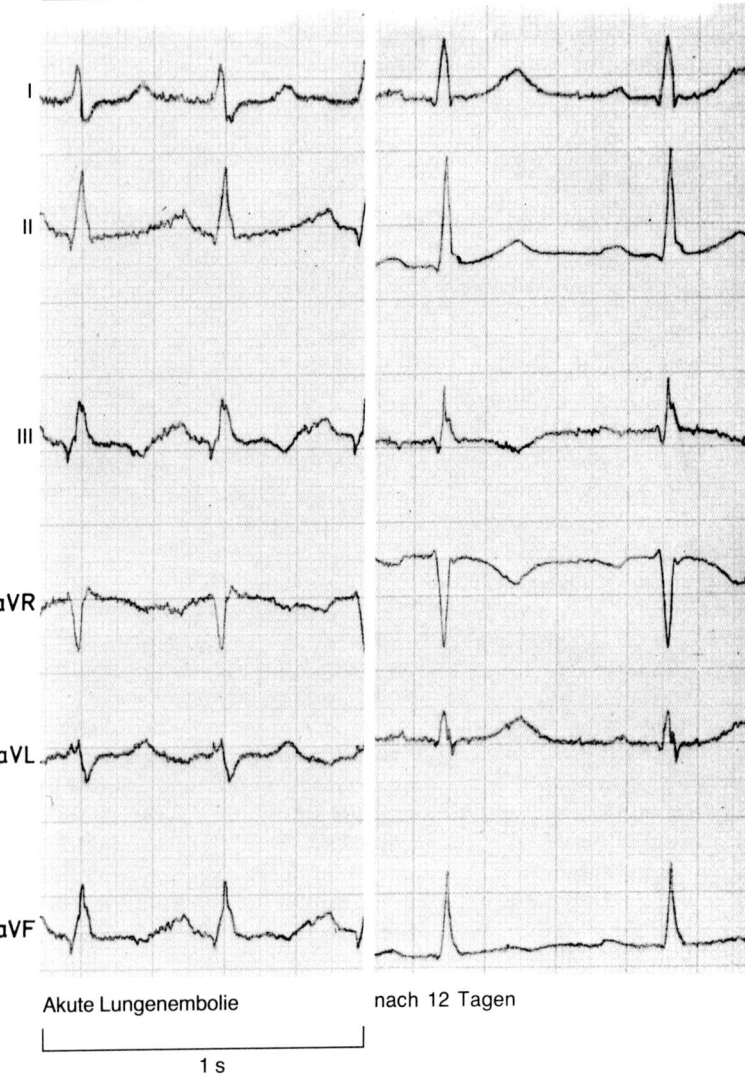

Akute Lungenembolie

nach 12 Tagen

1 s

8 Akutes Cor pulmonale

Definition

Eine plötzliche massive Belastung des rechten Herzens aufgrund einer
akuten Widerstandserhöhung im Lungenkreislauf.
Häufigste Ursache: *Lungenembolie.*
Die plötzliche Überlastung des rechten Herzens führt im EKG zu Veränderungen, die aber in vielen Fällen für die Diagnose nicht ausreichen.

EKG-Charakteristika

Die Synopsis (S. 90) zeigt die häufigsten EKG-Veränderungen bei
Lungenembolie, die aber kaum jemals zusammen auftreten (modifiziert
nach Heinrich u. Klink 1981). Das EKG ist in der Erfassung der akuten
Rechtsherzbelastung leider nur wenig sensitiv und in vielen Fällen nicht
aussagekräftig. Meist besteht eine Sinustachykardie.

Besteht eine akute Gefährdung?

Fulminante Lungenembolien mit dem Verschluß großer Abschnitte der
Lungenstrombahn können augenblicklich den Tod herbeiführen. Häufiger ist das Auftreten von rezidivierenden Embolien, die die Möglichkeit zur therapeutischen Intervention (z. B. Fibrinolyse) geben.

EKG-Veränderungen beim akuten Cor pulmonale

Ableitung

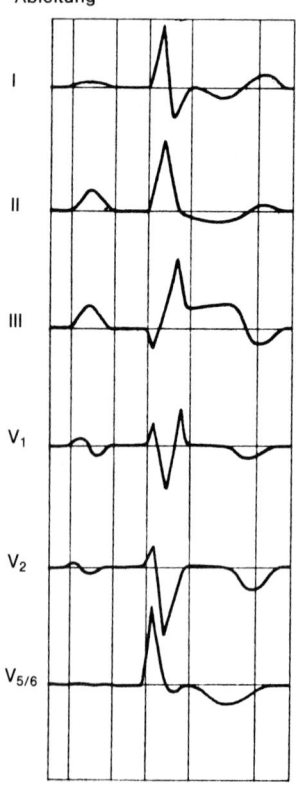

Q_{III}-S_I-Typ

ST-Hebung mit terminal-
negativem T in Abteilung III

Ableitung II verhält sich wie I

Rechtsdrehung der elektrischen
Herzachse

Überhöhte P Zacke

Q in aVF bisweilen, in II
nahezu regelmäßig unauffällig
ST-Hebung, T diskordant

Flüchtiger (inkompletter) Rechtsschenkelblock unterschiedlichen
Grades

Verlagerung der R/S-Umschlagszone
nach links

T-Inversion V_1–V_2
(im subakuten Stadium)

RS-Übergang oft erst V_5–V_6,
ggf. uncharakteristische
Störungen der Erregungsrückbildung linkspräkordial

Ventrikuläre und/oder supraventrikuläre Rhythmusstörungen,
selten atrioventrikuläre Blockierungen

9 Therapieübersicht

Bei weitem nicht alle Rhythmusstörungen stellen eine Indikation zur Behandlung dar. Solche Arrhythmien sind z. B. Extrasystolen, die in Ruhe, aber nicht unter Belastung, gelegentlich auch bei gesunden Personen auftreten. Auch Rhythmusstörungen, die zwar selektiv behandelt werden, aber keinen Notfall darstellen, sollen in dieser Anleitung nicht berücksichtigt werden. In einer Notfallsituation, insbesondere kardialer Ursache, wie beim akuten Mykardinfarkt, können Rhythmusstörungen, die sonst nicht behandelt werden, eine sichere Indikation zur Therapie oder zur genauen Überwachung darstellen. In diesem Sinne lassen sich Rhythmusstörungen in zwei Gruppen einteilen:

1. Arrhythmien, die für sich noch keinen Notfall darstellen, aber in Begleitung einer Notfallsituation auftreten.
2. Arrhythmien als Notfall, weil sie die Hämodynamik so beeinflussen, daß die Gewebsperfusion nicht ausreichend ist. Dabei ist festzuhalten, daß die obere und untere Grenze der Herzfrequenz, ab der man die Arrhythmie als Notfall ansehen muß, nicht festliegt, sondern je nach Grundkrankheit, Alter und Zustand des Herzens und des Gefäßsystems fließend ist. Eine schematische Einteilung nach der Frequenz ist also nicht möglich. Wir müssen daher
   a) die Art der Rhythmusstörungen bestimmen, in der Regel durch das EKG, und
   b) aus vorwiegend klinischen Befunden die Indikation für die Art der Behandlung ableiten.

Zum Beispiel wird man bei einer ventrikulären Tachykardie die Indikation zum Einsatz eines elektrischen Defibrillators von dem Zustand des Patienten abhängig machen; je stärker die Zeichen der Kreislaufinsuffizienz sind, desto eher sollte man elektrisch defibrillieren, um nicht Gefahr zu laufen, die negativ inotrope Wirkung mehrerer antiarrhythmischer Pharmaka eventuell ohne Erfolg in Kauf nehmen zu müssen. *Bei der intravenösen Arzneimittelbehandlung von Rhythmusstörungen muß man immer auf einen Zwischenfall, der durch Herzstillstand oder Kammerflimmern eintreten kann, vorbereitet sein.* Auch bei oraler Behandlung können, insbesondere bei schwergeschädigten Herzen, Erregungsüberleitungs- und Erregungsausbreitungsstörungen auftreten (AV-Block, Schenkelblock). *Eine EKG-Kontrolle der Behandlung ist immer anzuraten.*

9.1 Arrhythmien in Begleitung von Notfallsituationen

Tachykarde Arrhythmien

Sinustachykardie (s.S. 13)

Keine antiarrhythmische Therapie, Behandlung der Grundkrankheit, eventuell Volumenersatz etc. Sollte dennoch eine Notwendigkeit zur Reduzierung der Herzfrequenz bestehen, kann ein β-*Blocker* (z. B. Metoprolol) gegeben werden. *Dabei muß sichergestellt sein, daß die Sinustachykardie nicht Ausdruck einer Herzinsuffizienz ist*, da bei unangemessener Dosierung in diesen Fällen gravierende Zwischenfälle beobachtet wurden.

Vorhofextrasystolen (s.S. 15)

Bei vereinzelten Extrasystolen ist eine Therapie nicht notwendig. Bei gehäuften Extrasystolen und wenn ein Anhalt für ein P sinistroatriale besteht (P-Wellen in Abl. II doppelgipflig und mehr als 0,12 s breit), kann durch Chinidin oral oder Digitalisierung einem Vorhofflimmern evtl. vorgebeugt werden.

Kammerextrasystolen (s.S. 31, 33, 35, 37)

Beim kardialen Notfall ist eine Indikation zur Behandlung der Extrasystolen immer gegeben.

Bei anderen Notfällen (Blutungen, Trauma) sollten Extrasystolen dann behandelt werden, wenn Anhalt für das Vorliegen einer Herzerkrankung gegeben ist (z. B. alter Infarkt).

Für die Behandlung von Kammerextrasystolen stehen eine Reihe von Medikamenten zur Verfügung, die je nach Häufigkeit von Nebenwirkungen in einer gewissen Reihenfolge angewendet werden. Mehr als 2, allenfalls 3 Medikamente sollten in kürzeren zeitlichen Abständen intravenös nicht gegeben werden, da sonst Erregungsleitungs- oder Reizbildungsstörungen auftreten können, die nicht mehr kontrollierbar sind.

1. *Lidocain (Xylocain) initial 100 mg* (= 5 ml der 2 %igen Lösung) langsam intravenös, anschließend Tropfinfusion 2 bis 4 mg/min = 20 bis 40 Tropfen der 0,2 %igen Lösung (Herstellung: 1 Ampulle (= 5 ml) der 20 %igen Lösung auf 500 ml physiologische Kochsalzlösung verdünnt).

   Da Lidocain rasch in der Leber abgebaut wird, ist ohne Infusion eine Wiederholung der Injektion alle 15 bis 20 min notwendig. Bei höhergradigen Leberfunktionsstörungen und bei schlechter Kreislaufsituation (kardiogener Schock) muß mit einer verlängerten Wirkdauer gerechnet und die Dosis auf ca. 50 % reduziert werden.

2. Propafenon (Rytmonorm) 10 bis 20 ml (= 35–70 mg) intravenös innerhalb von 3–5 min. EKG-Kontrolle zur Beachtung der Erregungsausbreitung = Breite von QRS ist notwendig. Wird QRS um mehr als 20 %
breiter und/oder tritt ein Schenkelblockbild auf, so muß die Injektion
unterbrochen werden. Blutdruckkontrolle!
3. Metoprolol (Beloc) 5 bis 10 mg intravenös (maximal 20 mg). Sehr
langsame Injektion, d. h. 1 mg/min bis 5 mg, dann evtl. nach 5–10
min Pause Wiederholung.
4. Amiodaron (Cordarex) 300 mg intravenös als Kurzinfusion über 30 min
(wenn notwendig bis zu 750 mg zusätzlich innerhalb 24 h folgen lassen).
Amiodaron ist besonders bei schweren Kammertachykardien und
schlechter Ventrikelfunktion angezeigt.

Paroxsysmale supraventrikuläre Tachykardien (s. S. 29)

Heute wird die i.v.-Gabe von 6 bis 12 mg Adenosin als Bolus als
Therapie der Wahl zur Terminierung einer supraventrikulären Tachykardie angesehen. Die Tachykardie hört in ca. 20 s auf. Mit einem
Rezidiv muß gerechnet werden. Dann kommt die zusätzliche Behandlung mit Verapamil oder Digoxin (s. u.) in Betracht.

Vorhoftachykardien, Vorhofflattern und Vorhofflimmern mit rascher Kammerfrequenz (s. S. 17, 19, 25)

Diese Tachykardien mit Reizursprung im Vorhofgebiet stellen für sich
allein nur selten eine Notfallsituation dar. Bestehen sie längere Zeit,
kann eine Herzinsuffizienz auftreten und zur Notfallsituation führen.
Die Therapie zielt zuerst auf eine Senkung der Kammerfrequenz durch
Verminderung der Leitfähigkeit des AV-Knotens. Dies kann besonders
rasch erreicht werden durch langsame Injektion von:
Verapamil (Isoptin) 5–10 mg *langsam über 5 bis 10 min intravenös.*
Digitalisierung ist häufig notwendig. Anfangsdosis: 0,4–0,6 mg Digoxin intravenös, z. B. Novodigal.
Wenn auch nach Digitalis die Kammerfrequenz nicht ausreichend absinkt, können zusätzlich β-Rezeptorenblocker oral gegeben werden.
Chinidin oder Disopyramid sind bei Patienten mit Vorhofflattern (und
-flimmern) ohne Digitalisbehandlung kontraindiziert, weil sie:
a) die Frequenz des Vorhofflatterns vermindern,
b) durch vagolytische Nebeneffekte die Leitfähigkeit des AV-Knotens
verbessern.
Als Gesamtwirkung erfolgt eine häufigere Überleitung von Vorhoferregungen zur Kammer, die Kammerfrequenz steigt also (sog. Deblockierung)
und lebensbedrohliche Kammertachykardien können resultieren.

Bradykarde Arrhythmien

Sinusbradykardie (s. S. 51),
Koronarsinusrhythmus (s. S. 53),
Knotenrhythmus (s. S. 57)
und *AV-Leitungsstörungen* 1. und 2. Grades (s. S. 59–65) werden im
Prinzip gleich behandelt. Durch Atropin oder Orciprenalin wird die
Überleitung verbessert und die Sinusfrequenz angehoben.
Atropin 1,0 bis 2,0 mg i. v.
Orciprenalin (Alupent) 0,25 bis 0,5 mg i. v.
Die empfohlene Atropindosis von initial 1 mg wird in Schritten von
0,5 mg erhöht, bis die gewünschte Herzfrequenz erreicht ist. *Kleinere
initiale Atropindosen müssen vermieden werden, weil es sonst zu einer
paradoxen Reaktion mit Frequenzabfall kommen kann.*
Die Pharmaka werden in der angegebenen Reihenfolge eingesetzt.
Über die Indikation zur elektrischen Schrittmacherbehandlung muß im
Einzelfall entschieden werden.

9.2 Notfälle, in denen die Arrhythmie selbst lebensbedrohlich ist

Kammertachykardie

Bei einer Tachykardie der Kammer kann der *Reizherd ventrikulären
oder supraventrikulären Ursprungs* sein (s. S. 39).
Bei supraventrikulären Tachykardien kann es durch Ermüdung eines
Leitungsschenkels in der Kammer zu einer aberrierenden Leitung kommen, wodurch breite QRS-Komplexe entstehen (meist vom Rechtsschenkelblocktyp). Eine solche supraventrikuläre Tachykardie mit
aberrierender Leitung ist oft nicht sicher von einer Tachykardie mit
primär ventrikulärem Reizursprung zu unterscheiden.
Für die Indikation zur *Elektroschockbehandlung* (Kardioversion durch
herzphasengesteuerten Elektroschock) ist der Reizursprung von untergeordneter Bedeutung. Zuvor kann ein Versuch mit der medikamentösen Therapie unternommen werden. Die Medikamente gleichen denen,
die unter ventrikulären Extrasystolen angeführt wurden (s. S. 92). Mehr
noch als bei der Extrasystolie *muß vor mehrfachen Injektionen verschiedener Antiarrhythmika gewarnt werden.* Führt die medikamentöse
Therapie nicht zum Erfolg, muß die elektrische Kardioversion unverzüglich
angewandt werden. Sind zu viele Antiarrhythmika gegeben worden, kann

nach dem Elektroschock unter Umständen die spontane Erregungsbildung im Herzen ausbleiben und damit eine Asystolie resultieren.

Daher sollte mit der Defibrillation nicht gezögert werden, wenn der Zustand des Patienten durch die Tachykardie bedroht ist und sich ein Kreislaufversagen abzeichnet. Ist ein *supraventrikulärer* Reizursprung, z. B. bei deblockiertem Vorhofflattern (s. S. 19), gesichert, so muß versucht werden, die Leitfähigkeit des AV-Knotens rasch zu vermindern. Zur Therapie kommen in Frage:

Adenosin (6–12 mg)

Verapamil (Isoptin) 5 bis 10 mg langsam intravenös oder

Digoxin (Novodigal) 0,4 bis 0,8 mg intravenös.

Die Wirkung des Adenosin tritt innerhalb von Sekunden ein, hält aber oft auch nur kurz an.

Bei der Injektion von Verapamil ist die Wirkung schneller als nach Digoxin, allerdings muß auf Blutdruckabfall geachtet werden. Beide Medikamente weisen eine länger anhaltende Wirkung auf.

Kammerflattern, Kammerflimmern

Diese Rhythmusstörungen können als nur sekundenlang andauernde Anfälle auftreten, die spontan wieder in einen anderen Herzrhythmus übergehen. In diesen Fällen bleibt Zeit für eine antiarrhythmische Therapie, die derjenigen bei Kammerextrasystolen entspricht. Man muß Vorbereitungen für die elektrische Defibrillation treffen.

Tritt anhaltendes Kammerflattern auf, geht dieses bald in Kammerflimmern über. Anhaltendes Kammerflimmern kann auch als erstes auftreten. Ist das Initialstadium am Monitor früh zu erfassen, gelingt es manchmal durch einen kräftigen präkordialen Faustschlag Flattern oder Flimmern zu beseitigen (s. S. 97, 104).

Steht ein *Defibrillator* zur Verfügung, muß sofort elektrisch defibrilliert werden. Bei Geräten, die auch zur Kardioversion (herzphasengesteuerte Stromstöße zur Beseitigung von supraventrikulären Arrhythmien) verwendbar sind, muß hierbei die Herzphasensteuerung ausgeschaltet werden. Es besteht sonst die Gefahr, daß bei niedrigen Flimmerpotentialen keine Auslösung des Stromstoßes erfolgt.

Besteht Kammerflattern, wobei der Patient oft noch bei Bewußtsein ist, so kann mit einer relativ geringen elektrischen Energie (100 J = Ws) die Defibrillation versucht werden. Um eine Narkose zu umgehen, genügt häufig die langsame Injektion von 10 bis 40 mg Diazepam (Valium). Auf ausreichende Lungenventilation muß hierbei besonders geachtet werden.

Ist der Patient nach einem ca. 20 s anhaltenden Kammerflimmern bewußtlos, muß sofort elektrisch defibrilliert werden. Es kann, da keine Schmerzreaktionen beachtet werden müsssen, mit 200 Ws begonnen werden. Die Elektroden müssen zur Defibrillation ausreichend mit Elektrodenpaste bestrichen sein, um Verbrennungen durch zu hohe Stromdichte und hohen Hautwiderstand zu vermeiden. Nach der Defibrillation muß im EKG oder durch Pulstasten der Erfolg nachgewiesen werden.

Hat das Kammerflimmern schon > 1 min bestanden, bevor eine Defibrillation möglich war, so sollten 3 Defibrillationsschocks mit 200–250 und 360 J gegeben werden. Ist kein Erfolg eingetreten, müssen Herzmassage und Beatmung weitergeführt und 1 mg Adrenalin i.v. injiziert werden, wobei diese Injektion in Abständen von 3–5 min wiederholt werden soll. Die Gabe von Lidocain verschlechtert hingegeben die Aussichten auf eine erfolgreiche Defibrillation und sollte zunächst unterbleiben. Tritt zunächst ein geordneter Rhythmus auf, der aber mit Extrasystolen wieder in Kammerflimmern übergeht, so müssen die Medikamente, wie unter Kammerextrasystolie beschrieben (in erster Linie Lidocain), appliziert und die Defibrillation wiederholt werden. In verzweifelten Fällen, wo selbst mehrfache Defibrillationen und die oben beschriebenen Maßnahmen versagt haben, wird mit mehrfach ganz kurz hintereinander und maximaler Energie ausgeführten Elektroschocks versucht, doch noch eine Defibrillation zu erreichen (sog. „Konditionierung"). Gegebenenfalls müssen hierbei zwei Defibrillatoren eingesetzt werden, um eine zu lange Ladedauer zu umgehen. Kommt es nach Defibrillation zur Asystolie, wird durch Herzmassage häufig ein ausreichender Reiz gesetzt, um einen Eigenrhythmus anzuregen, ggf. muß eine externe oder interne Schrittmacherbehandlung angeschlossen werden.

Ist eine Defibrillation nicht sofort möglich oder nicht rasch erfolgreich, so müssen Herzmassage und Beatmung angewandt werden (s. S. 97).

Extreme Bradykardie bis zur Asystolie

Ursache ist meist ein AV-Block höheren Grades mit zu langsamer oder fehlender Kammerautomatie.

Bei Kreislaufstillstand kardiopulmonale Reanimation (s. unten).

Atropin 1,0–1,5 mg zur Beseitigung vagaler Reflexe.

Orciprenalin (Alupent-Injektion) in die herznahen Venen. So rasch wie möglich sollte eine Schrittmacherbehandlung erfolgen. *Externe Schrittmacher mit großflächigen Elektroden* haben sich als quasi nicht-invasives Hilfsmittel zur Wiederbelebungsbehandlung in diesen Notfällen bewährt.

9.3 Maßnahmen zur kardiopulmonalen Wiederbelebung

Wenn ein Kreislaufstillstand zu einem Zeitpunkt eingetreten ist, an dem er nicht erwartet wurde, so sind Sofortmaßnahmen zur kardiopulmonalen Wiederbelebung angezeigt. Dabei ist es zunächst unerheblich, ob der Kreislaufstillstand durch Asystolie oder Kammerflimmern herbeigeführt wurde. Als *sichere* Anzeichen eines Kreislaufstillstandes sind zu nennen: Bewußtlosigkeit, Atemstillstand, fahlgraue Hautfarbe, weite, reaktionslose Pupillen, fehlender Puls. Die *Sofortmaßnahmen* bis zur Feststellung der Ursachen des Kreislaufstillstandes sind: präkordialer Faustschlag, Herzmassage und Beatmung.

9.3.1 Präkordialer Faustschlag

Innerhalb der ersten Minute eines Kreislaufstillstandes kann ein einzelner kräftiger Faustschlag gegen den mittleren Brustbereich sowohl in Fällen von Asystolie wie auch bei Kammerflattern im Übergang zum -flimmern das Wiedereinsetzen einer geordneten Herztätigkeit bewirken. Da der präkordiale Faustschlag nur 2–3 s in Anspruch nimmt, kann er als Initialmaßnahme bis zum Beginn weiterer Reanimationsmaßnahmen eingesetzt werden.

9.3.2 Beatmung und Herzmassage

Herzmassage und Beatmung sollten, wenn irgend möglich, durch 2 Personen ausgeführt werden. Zu Beginn der Wiederbelebungsmaßnahmen sollten von dem einen Helfer mit Hilfe der Mund-zu-Mund- oder Mund-zu-Nase-Beatmungstechnik 2mal die Lungen gefüllt werden. Der andere Helfer übernimmt die Herzmassage. Er komprimiert den Brustkorb mit einer Frequenz von 80/min, ohne daß die Herzmassage durch die Beatmung unterbrochen werden muß. Bei der *Herzmassage* ist zu beachten, daß sie mit beiden Handballen übereinander auf dem unteren Brustbein *mit gestreckten Armen durchgeführt* wird. Liegt der Patient im Bett, so muß ein Brett unter den Brustkorb gelegt werden, da sonst durch die nachgiebige Unterlage der Thorax nicht genügend zusammengedrückt wird. Sonst ist es günstiger, den Patienten auf den Boden zu legen. Der Helfer kniet neben dem Patienten und hat so die günstigste Arbeitsstellung, um die erhebliche körperliche Anstrengung am besten durchzuhalten. Vor Beginn und während der Beatmung müssen die Atemwege freigelegt bzw. freigehalten werden. Nicht selten hat der Patient erbrochen, so daß Mund und Rachen mit einem Tuch ausgewischt werden müssen. Der Kopf wird vom Helfer an der Stirn und unter dem Kinn gefaßt. Damit kann der *Kopf nach hinten überstreckt* werden, eine Maßnahme, die unbedingt notwendig ist, damit sich der Zungengrund von der Luftröhre abhebt und den Weg zur Beatmung frei gibt. Bei der Mund-zu-Mund-Beatmung muß die Nase der Patienten zugehalten werden, bei der Mund-zu-Nase-Beatmung muß der Mund verschlossen werden. Während der kontinuierlich anhaltenden Herzmassage sollte nach jeder 5. Kompression eine Atemspende erfolgen (Zweihelfermethode).

Bei einem plötzlichen Kreislaufstillstand wird nicht selten nur ein Helfer anwesend sein. Durch den dabei notwendig werdenden Wechsel von Herzmassage zur Beatmung geht Zeit verloren. Es muß daher durch eine erhöhte Frequenz der Herzmassage und durch Gabe mehrerer Atemspenden versucht werden, diesen Nachteil auszugleichen. Es wird empfohlen, 15 Herzmassagen mit 2 Atemspenden abzuwechseln. Die Herzmassage soll mit einer Frequenz von ca 80/min erfolgen. Am Beginn der Wiederbelebung steht auch hier die 2malige Atemspende, bevor mit den Herzmassagen begonnen wird. Wenn ein Atembeutel mit Maske und ein Guedel-Tubus vorhanden sind, erleichtert dies die Beatmung wesentlich. Auch hierbei ist vor allem auf die Überstreckung des Kopfes zu achten.

Die beste Beatmung ist nach Intubation möglich. Besteht beim Helfer keine Übung mit dieser Technik, ist es jedoch besser, eine der vorher genannten Maßnahmen anzuwenden, statt durch vergebliche Intubationsversuche den Patienten mehrere Minuten unbeatmet zu lassen.

9.3.3 Kontrolle der Wirksamkeit der Wieberbelebungsmaßnahmen

Bei allen Beatmungsmaßnahmen ist es notwendig, den Brustkorb zu beobachten, an dem Ein- und Ausatmungsphase zu erkennen sein müssen, sofern eine ausreichende Beatmung vorliegt.

Vor Beginn der Wiederbelebung sind die Pupillen in der Regel weitgestellt. Wird die Sauerstoffversorgung durch Herzmassage und Beatmung verbessert, werden die Pupillen wieder eng. Bleiben die Pupillen trotz längerer Wiederbelebungsmaßnahmen weit, so sind die Maßnahmen entweder nicht richtig ausgeführt oder die Zeit, in der eine Wiederbelebung noch möglich war (3 bis 5 min) ist überschritten.

9.3.4 Medikamente während und nach kardiopulmonaler Wiederbelebung

Adrenalin/Epinephrin (Suprarenin) *ist in der akuten Phase Mittel der Wahl.* Es ist dem Orciprenalin und dem Noradrenalin deutlich überlegen. Suprarenin wird als Injektionslösung 1:1000 geliefert. Es wird 1 ml = 1 mg mit physiologischer Kochsalzlösung auf 10 ml verdünnt und davon zunächst 10 ml intravenös injiziert. Ist kein venöser Zugang vorhanden, darf in der Akutphase keine Zeit mit – meist erfolglosen – Punktionsversuchen vertan werden, vielmehr werden 2 mg Suprarenin intratracheal (Tubus), *ggf. direkt durch Durchstechen der Luftröhre*, die stets leicht zu finden ist, gegeben. Adrenalin wirkt intratracheal annähernd so schnell wie intravenös. Eine direkte intrakardiale Einspritzung wird derzeit nicht mehr empfohlen. Muß man Adrenalin/Epinephrin holen lassen, ist es wichtig, „Suprarenin" zu verlangen, weil die Ampullen meist so beschriftet sind. Es wird sonst nicht gleich gefunden.
Bei asystolischem Herzstillstand werden neuerdings gute therapeutische Effekte von Theophyllin (= Adenosinantagonist) beschrieben. Es sollen 0,12–0,24 g intravenös gegeben werden. Eine gesicherte Empfehlung kann aber derzeit noch nicht gegeben werden.
Bei jeder kardiopulmonalen Wiederbelebung entsteht eine metabolische Azidose, die durch i.v.Gabe von Natriumbikarbonat im Gewebe allerdings kaum kompensiert werden kann. Nach einem Kreislaufstillstand von 10 min können bei einem Erwachsenen von ca. 70 kg ca. 50 mval Natriumbikarbonat injiziert werden.
Kommt es nach Wiederbelebung zwar zu einer elektrischen Herztätigkeit, ohne daß jedoch ein Puls zu tasten ist, muß versucht werden, die Kontraktilität des Herzens durch gut steuerbare Katecholamine wie Dopamin oder Dobutamin zu steigern.
Bei Herzstillstand oder sehr langsamer Tätigkeit, z.B. nach Defibrillation, ist die Gabe von Orciprenalin (Alupent) angezeigt.

9.4 Maßnahmen zur Behandlung des kardiogenen Lungenödems

Viele Herzerkrankungen können ein Lungenödem auslösen. Im Rahmen von tachykarden Rhythmusstörungen ist dies insbesondere dann der Fall, wenn ein mechanisches Hindernis vor dem linken Ventrikel den Druck im Lungenkreislauf stark ansteigen läßt (Mitralstenose) oder der Druck im Lungenkreislauf dadurch erhöht wird, daß der vorgeschädigte linke Ventrikel nicht mehr genügend Blut abpumpt. Manchmal ist nicht sicher zu entscheiden, ob die tachykarde Rhythmusstörung Ursache oder später auftretendes Begleitsyndrom des Lungenödems ist.

Notfallbehandlung

1. Lagerung: Beine tief, Oberkörper hoch,
2. Sauerstoffbeatmung
3. Medikamente: Nitroglycerin 2–3 Kapseln (à 0,8 mg) s.l. oder Spray 2–6 Hub
   Furosemid 40 mg i.v.
   Morphium 10 mg i.v.

9.5 Maßnahmen zur Erstbehandlung des akuten Myokardinfarkts

Die Behandlung des akuten, unkomplizierten Myokardinfarkts besteht in der Beseitigung oder *Verminderung des Brustschmerzes und Sedierung*. Außer Schmerzmitteln und Diazepam haben sich dafür Nitroglycerin und bei noch andauerndem Schmerz Betablocker (Metoprolol) bewährt.

Die Indikation für Betablocker ergibt sich meist erst in der Klinik, wenn nach den ersten Maßnahmen der Schmerz noch nicht nachgelassen hat. Das EKG sollte während der Injektion beobachtet werden können.

Komplikationen, wie Rhythmusstörungen, Herzinsuffizienz, sind entsprechend der Art und Schwere zu behandeln. Eine allgemeine Arrhythmieprophylaxe wird nicht mehr empfohlen.

Es ist wichtig, den Infarktpatienten so früh wie möglich einer Fibrinolysebehandlung zuzuführen, die im Prinzip bereits vom Notarzt eingeleitet werden kann.

Erstbehandlung:
1. Lagerung: liegend, Oberkörper angehoben
2. Morphin-HCl 5–10 mg i.v.
3. Diazepam (Valium) 5–10 mg i.v.
4. Nitroglycerin, 0,8–0,16 mg (1–2 Kapseln Nitrolingual rot)
5. Bei anauerndem Schmerz Metoprolol (Beloc) 5–15 mg langsam i.v. (EKG-Kontrolle)
6. Einleitung einer Fibrinolyse

9.6 Ausrüstung zur Behandlung des kardialen Notfalls

1. Medikamente (meist als Ampullen)
   Adenosin (in Deutschland derzeit noch nicht im Handel)
   Adrenalin (Suprarenin 0,1 %)
   Akrinor
   Amiodaron (Cordarex)
   Atropin
   Diazepam (Valium)
   Digoxin (Novodigal)
   Dopamin
   Furosemid (Lasix)
   Infusionsbasislösung (0,9 % NaCl)
   Lidocain (Xylocain)
   Magnesiumsulfat (Magnesium-Diasporal forte)
   Metoprolol (Beloc)
   Morphium
   Natriumbikarbonat
   Nifedipin-Kapseln (Adalat 5 mg)
   Nitroglycerin-Kapseln (Nitrolingual)
   Nitroglycerin-Spray (Nitrolingual)
   Orciprenalin (Alupent)
   Propafenon (Rytmonorm)
   Theophyllin (Euphyllin)
   Verapamil (Isoptin)
   Volumenersatzmittel, z. B. Hydroxyäthylstärke 6 %
   (HAES-steril 6 %)
2. Hilfsmittel
   Ambu-Beatmungsbeutel mit 2 Masken verschiedener Größe,
   Einmal-Spritzen und Kanülen,
   Guedel-Tuben,
   Blutdruckmeßgerät und Stethoskop.

Fakultative Ausrüstung
Intubationsbesteck,
batteriebetriebener Defibrillator, möglichst mit EKG-Sichtgerät
und/oder EKG-Streifenschreiber,
externer Schrittmacher mit großflächigen Elektroden.

10 Standardprogramm der kardiopulmonalen Reanimation

F.W. Ahnefeld und K. H. Lindner

Als sichere Anzeichen eines Kreislaufstillstandes, damit des klinischen Todes, sind zu nennen:

Bewußtlosigkeit,
Atemstillstand,
Blässe,
weite, reaktionslose Pupillen,
fehlender Puls.

Die Wiederbelebung beginnt auch bei einem Kreislaufstillstand, unabhängig von der Ursache, *mit dem Versuch, die Atemfunktion zu normalisieren.* Die Reanimation und zusätzliche Maßnahmen sollen nach der folgenden Checkliste ablaufen:

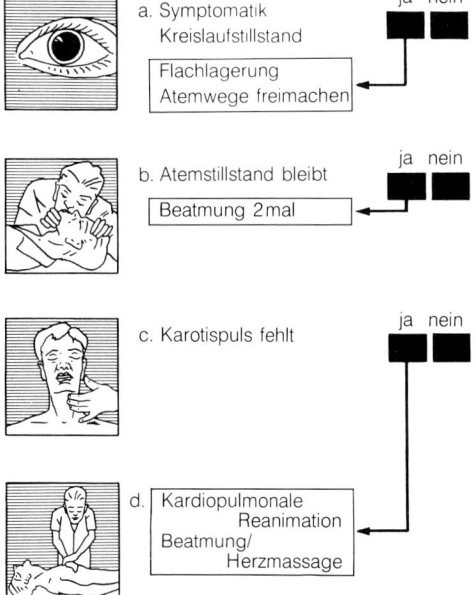

Abb. 1. Checkliste kardiopulmonale Reanimation

Der präkordiale Faustschlag als grundsätzlich erste Maßnahme bei Kammerflimmern und Asystolie wird nicht mehr empfohlen. Er ist bei diesen Rhythmustörungen nur noch indiziert, wenn das Eintreten des Kreislaufstillstands beobachtet wird.

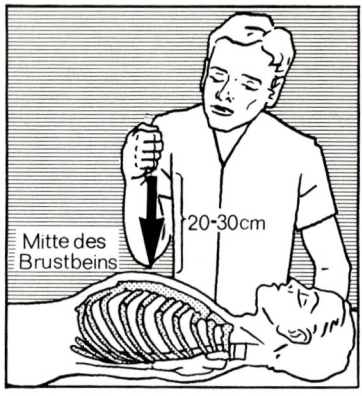

Indikation:
Beobachteter
Kreislaufstillstand
(z.B. AV-Block
mit Asystolie,
Kammerflimmern).

Kontraindikation:
Nicht beobachteter
Kreislaufstillstand,
Kreislaufstillstand bei
Kleinkindern.

Abb. 2. Präkordialer Schlag

Der Druckpunkt für die Herzmassage ist beim Erwachsenen im unteren Anteil des Sternums zu lokalisieren, er liegt ca. 3 Querfinger oberhalb des Processus xiphoideus.

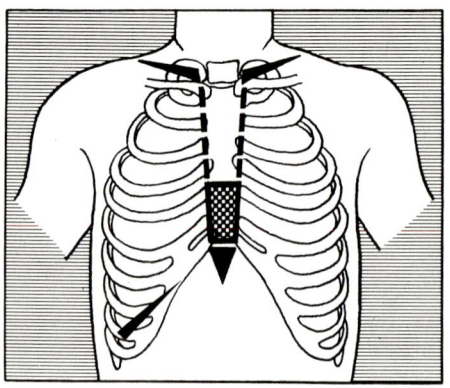

Abb. 3. Lokalisation des Druckpunktes

Für die Durchfürung der äußeren Herzmassage kniet oder steht der Arzt bzw. der Helfer seitlich vom Patienten, die Ellenbogengelenke sind gestreckt, nur die übereinandergelegten Handballen – bei angehobenen Fingern – werden genau in der Längsrichtung des Brustbeins auf den Druckpunkt aufgesetzt. Der Druck muß senkrecht von oben erfolgen und so stark sein, daß das Sternum für etwa 4 cm der Wirbelsäule genähert wird. Die Kompressionen erfolgen in gleichem Rhythmus und ununterbrochen, die Druck- und Entlastungsphasen sind von gleicher Dauer, die Handballen bleiben auch in der Entlastungsphase auf dem Druckpunkt.

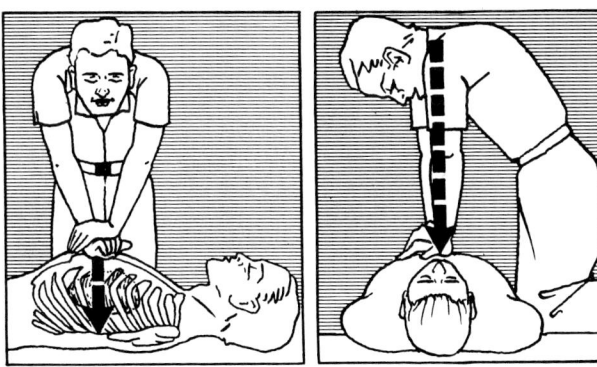

Abb. 4. Technik der Herzmassage

Durchführung der kardiopulmonalen Wiederbelebung mit der „Einhelfermethode"

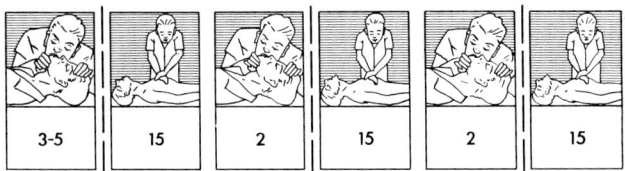

Abb. 5. Einhelfermethode

Einhelfermethode (15:2)
- Kompressionsfrequenz: 80–100/min (15 in ca. 10 s)
- Kompressions-Ventilations-Verhältnis
  15 Kompressionen zu 2 Ventilationen pro Zyklus
- 2 Ventilationen in ca. 5 s
- 4 Zyklen mit je 15 Kompressionen und 2 Ventilationen
- Tasten des Karotispulses (5 s)
- Wenn kein Puls tastbar, Fortsetzung der Maßnahmen

Die Reanimation wird mit 2 Luftinsufflationen begonnen und unter abwechselnder Anwendung von 15 Kompressionen (Frequenz 80–100/min) und 2 Beatmungen (ca. 5 s) fortgesetzt. Bei dieser Kombination läßt sich eine ausreichende Effektivfrequenz von Kompressionen und Beatmungen/min erreichen.

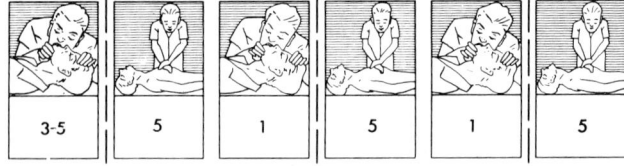

Abb. 6. Zweihelfermethode

Zweihelfermethode (5:1)
- Kompressionsfrequenz: 80–100/min (5 in 3–4 s)
- Kompressions-Ventilations-Verhältnis
  5 Kompressionen zu 1 Ventilation pro Zyklus
- Ventilation in einer Pause von ca. 1 s nach jeweils 5 Kompressionen
- Mindestens 10 Zyklen mit je 5 Kompressionen und je 1 Ventilation
- Tasten des Karotispulses (5 s)
- Wenn kein Puls tastbar, Fortsetzung der Maßnahmen

Bei der „Zweihelfermethode" übernimmt ein Helfer die Beatmung, der zweite die externe Herzmassage, ein Wechsel ist möglich. Die Massagefrequenz liegt ebenfalls bei 80–100/min, der Beatmende beginnt mit 2 Insufflationen, der zweite Helfer nimmt dann die Herzmassage mit einer Frequenz von 80–100/min (15 in ca. 10 s) auf, das Kompressions-Beatmungs-Verhältnis beträgt 5:1. Wenn der Patient endotracheal intubiert ist, erfolgen die Beatmung und die Thoraxkompression unabhängig voneinander. Zur Sicherstellung einer ausreichenden alveolären Ventilation müssen jedoch einige Ventilationen interponiert zwischen den Thoraxkompressionen durchgeführt werden.

Bei Neugeborenen und Kleinkindern sind folgende Variationen der Technik zu beachten:

— Der Druckpunkt liegt eine Fingerbreite unterhalb der Intermamillarlinie.

— Die zur Anwendung kommende Kompression wird mit einem Handballen oder mit 2 Fingern durchgeführt.

— Die Kompressionsfrequenz beträgt bei Säuglingen mindestens 100/min (5 in 3 s oder weniger). Das Verhältnis von Kompression zu Ventilation ist 5:1. Die Ventilation wird, wenn das Kind nicht intubiert ist, in einer Pause von ca. 1 s zwischen den Kompressionen durchgeführt.

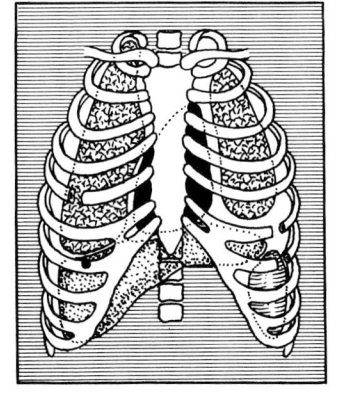

Sternumfraktur

Rippenfraktur

Herzkontusion

Pneumothorax

Leber- und Milzkontusion oder -zerreißung

Lungenkontusion

Abb. 7. Komplikationen

Komplikationen bei der Durchführung der kardiopulmonalen Reanimation entstehen in aller Regel nur bei Anwendung einer fehlerhaften Technik, seltener durch anatomische Gegebenheiten, zusätzliche Verletzungen oder das Alter des Patienten.

Literaturverzeichnis

Ahnefeld FW (1981) Sekunden entscheiden – Notfallmedizinische Sofortmaßnahmen, 2. Aufl. Springer, Berlin Heidelberg New York

Börger HH (1974) EKG-Information. Steinkopff, Darmstadt

Dölp R, Ahnefeld FW, Dick W (1974) Die kardiopulmonale Wiederbelebung. Anaesthesist 23:459

Halhuber MJ, Günther R, Ciresa M (1978) EKG-Einführungskurs, 6.
Aufl. Springer, Berlin Heidelberg New York

Heinecker R (1986) EKG in Praxis und Klinik, 12. Aufl. Thieme,
Stuttgart

Heinrich F, Klink K (1981) Lungenembolie. Springer, Berlin Heidelberg New York

Lown B, Wolf M (1971) Approaches to sudden death from coronary
heart disease. Circulation 44:130

Stauch M (1994) Kreislaufstillstand und Wiederbelebung. Der kardiale
Notfall, 6. Aufl. Thieme, Stuttgart

Sachverzeichnis